"互联网+"新形态一体化系列丛书

老年健康评估

主　编　牛　耿　屠其雷
副主编　倪赤丹　苏　敏　张海燕
参　编　阳晓丽　马　亮　唐永艳
　　　　周小玲　黄淑芳　华　凌
　　　　凌淑芬　洪　虹

北京理工大学出版社
BEIJING INSTITUTE OF TECHNOLOGY PRESS

版权专有　侵权必究

图书在版编目（CIP）数据

老年健康评估 / 牛耿, 屠其雷主编. -- 北京：北京理工大学出版社, 2021.11
　　ISBN 978-7-5763-0667-5

Ⅰ. ①老… Ⅱ. ①牛… ②屠… Ⅲ. ①老年人-健康状况-评估 Ⅳ. ①R161.7

中国版本图书馆 CIP 数据核字（2021）第 228822 号

出版发行 / 北京理工大学出版社有限责任公司	
社　　址 / 北京市海淀区中关村南大街 5 号	
邮　　编 / 100081	
电　　话 /（010）68914775（总编室）	
（010）82562903（教材售后服务热线）	
（010）68944723（其他图书服务热线）	
网　　址 / http：//www.bitpress.com.cn	
经　　销 / 全国各地新华书店	
印　　刷 / 定州市新华印刷有限公司	
开　　本 / 787 毫米 × 1092 毫米　1/16	
印　　张 / 15.5	责任编辑 / 封　雪
字　　数 / 373 千字	文案编辑 / 毛慧佳
版　　次 / 2021 年 11 月第 1 版　2021 年 11 月第 1 次印刷	责任校对 / 刘亚男
定　　价 / 42.00 元	责任印制 / 边心超

图书出现印装质量问题，请拨打售后服务热线，本社负责调换

前言

科学、系统地评估老年人的健康状况、各种日常行为能力等级和综合照护需求，是照护补贴发放、照护计划制定、照护效果评价的关键环节。2013年，中华人民共和国民政部颁布了《中华人民共和国民政行业标准：老年人能力评估》(MZ/T 039—2013)；2016年，中华人民共和国人力资源和社会保障部启动了全国15个城市和2个重点联系省份的长期护理保险制度试点；2019年，中华人民共和国国家卫生健康委员会发布《老年人能力评估标准表（试行）》；2020年，老年人能力评估师正式成为新职业。老年人健康评估工具逐渐丰富，但专业评估人员不足，因此，培养培训专业评估人员不仅是大势所趋，也是健康养老专业群各领域学生的职业发展方向之一。"老年健康评估"是智慧健康养老服务与管理和其他健康养老专业学生必须掌握的专业核心课程。

本书按照评估岗位能力制定专业学生培养目标；遵循实际工作流程，参考国内外老年人照护评估体系及评估工具，结合我国文化背景，设计出了合适的教学内容。

本书分为导论和9个项目，并按照工作流程将9个项目细分成28个任务，让学生通过一些实际案例逐渐掌握各种评估方法。

本书以"实用、够用"为原则，以"突出老年健康评估工作内容、注重培养学生综合实践技能、避免与其他配套教材不必要的重复"为宗旨，力图突出以下3个特性。

（1）前瞻性：积极响应国家的养老政策，全面培养学生专业能力。

（2）适用性：将产教深度融合，通过对岗位能力的解析，确定工作任务，按照评估工作流程采取项目化架构编写。

（3）创新性：根据高职学生的特点，详细介绍典型情境案例，通过教学活动设计，将工作任务转化成学习任务，引导学生主动完成学习，培养学生独立思考、分析及解决问题的评判性思维能力。

本书的编写得到了兄弟院校的鼎力支持，特此感谢。另外，还要特别感谢刘菊、刘鹭羽两位老师，他们为本书的编写提供了专业修改意见并参与了文稿的整理工作。

由于编者水平有限，书中难免存在不妥之处，敬请广大读者批评指正。

编　者

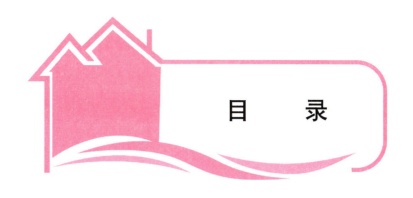

目 录

导论 ………………………………………………………………………………………… 1
项目一　老年健康评估概述 ……………………………………………………………… 6
　　任务一　了解老年健康评估 ………………………………………………………… 7
　　任务二　老年健康评估过程 ………………………………………………………… 12
项目二　老年健康评估的伦理 …………………………………………………………… 18
　　任务一　老年服务的专业价值观 …………………………………………………… 19
　　任务二　遵循老年服务的伦理 ……………………………………………………… 20
　　任务三　承担评估者的伦理责任 …………………………………………………… 25
项目三　日常生活活动能力评估 ………………………………………………………… 30
　　任务一　基础性日常生活活动能力评估 …………………………………………… 31
　　任务二　工具性日常生活活动能力评估 …………………………………………… 41
项目四　感知觉和沟通能力评估 ………………………………………………………… 47
　　任务一　视觉评估 …………………………………………………………………… 48
　　任务二　听觉评估 …………………………………………………………………… 54
　　任务三　意识状态评估 ……………………………………………………………… 59
　　任务四　沟通能力评估 ……………………………………………………………… 64
项目五　精神心理健康评估 ……………………………………………………………… 68
　　任务一　认知功能评估 ……………………………………………………………… 69
　　任务二　情绪与情感评估 …………………………………………………………… 78
　　任务三　激越行为评估 ……………………………………………………………… 83
项目六　社会健康评估 …………………………………………………………………… 90
　　任务一　老年人的角色与角色适应评估 …………………………………………… 91
　　任务二　家庭与家庭支持 …………………………………………………………… 97
　　任务三　社会环境与社会支持 ……………………………………………………… 106
　　任务四　文化 ………………………………………………………………………… 112

项目七　物理环境评估 ……118
　任务一　适老生活环境评估 ……119
　任务二　适老化辅助器具评估 ……135

项目八　常见照护问题评估 ……143
　任务一　吞咽困难 ……144
　任务二　排泄问题 ……148
　任务三　压疮风险 ……164
　任务四　跌倒风险 ……172
　任务五　安全用药问题 ……180

项目九　综合案例评估 ……188
　任务一　养老机构案例评估 ……189
　任务二　社区日间照料中心案例评估 ……216
　任务三　居家上门照护案例评估 ……228

参考文献 ……235

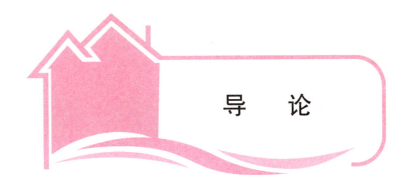

导 论

人口老龄化已经成为世界范围的普遍现象。"如何养老"成为21世纪人类社会面临的问题,需要整合全社会各种资源来共同应对老龄化问题。

一、老龄化

国际上通常把60岁以上的人口占总人口比例达到10%,或65岁以上人口占总人口的比例达到7%作为一个国家或地区进入老龄化的标准。

我国自1999年正式步入老龄化社会以来,老年人口数量和占总人口的比例持续增长。2000—2018年,老年人口从1.26亿人增加到2.49亿人,老年人口占总人口的比例从10.2%上升至17.9%。预计2050年将达到5亿人左右,老年人口占总人口的比例将达到35%。由于人口规模巨大且老龄化发展速度快,老龄化进程与家庭小型化、空巢化相伴随,人们对于社会养老保障和养老服务的需求将持续增加。

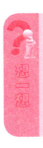

(1) 应当如何称呼老年人?为什么?
(2) 步入老年的人们应如何称呼自己?他们希望别人怎么称呼自己?你老了以后又希望别人怎么称呼你呢?

二、健康老龄化

健康老龄化是指从生命全过程的角度出发,从生命早期开始,对所有影响健康的因素进行综合、系统的干预,营造有利于老年人健康的社会支持和生活环境,以延长健康预期寿命,维护老年人的健康功能,提高老年人的健康水平。健康老龄化体现为有生命质量的寿命延长,而非追求和延续低生命质量的存活时间。养老服务体系由以提高老年疾病诊疗能力为主，向以生命全周期、健康服务全覆盖为主转变，保障老年人获得适宜、综合、连续的健康服务，提高老年人健康水平，实现健康老龄化，建设健康中国。健康老龄化观点的提出，不仅对我国全民健康发展具有重要意义，也对社会发展也有深远影响。

老龄化是持续一生的过程，只有将老年视为整个人生的一部分，才能完全理解老年的意义。老年人由于衰老带来的影响，各种生理功能老化，慢性病发病率高。随着年龄的增长，痴呆的发病危险也显著增长，许多85岁及以上的老年人都存在不同程度的认知下降。因此老年人群对医疗保健、照护服务等需求也远远超过其他年龄人群。健康老龄化的维度包括了生理健康、心理健康、行动能力和社会功能健康。健康老龄化并非没有疾病，老年人的健康与功能状况是多样化的，许多老年人即便身患一种或多种疾病，也能够保持良好的活动能力并维持较高的生活质量。世界卫生组织将健康老龄化定义为发展和维护老年健康生活所需功能发挥的过程，即通过一系列积极的措施来推迟身心健康受损和社会参与的退化，个体进入老年期时，躯体、心理、智力、社会、经济五个方面的功能仍能保持良好状态。

三、积极老龄化

2002年，世界卫生组织在第二届世界老龄大会上公布了《积极老龄化：政策框架》报告，将积极老龄化定义为："在老年时为了提高生活质量，使健康、参与和保障的机会尽可能获得最佳机会的过程。"这份报告在"健康"维度的基础上增加了"参与"和"保障"两个新维度，并将其发展为积极老龄化的战略框架。"参与"是指老年人的社会参与，强调对老年人的认可，是指在劳动力市场、就业、教育、健康和社会政策等方面，支持老年人能按照他们的基本人权、能力、需要和爱好，继续为社会做贡献。"保障"是指相关政策需要解决老化过程中的社会、经济、人身安全上的保障需要和权利，也要确保老年人能够得到保护和照料，过上有尊严的生活。社会保障主要为贫困和孤独的老年人提供一个社会安全网络，保证他们具有稳定充足的收入来源。鼓励成年人在年轻时从健康、社会和经济活动等方面为老年期做准备，支持家庭和社区通过各种努力照料老年人。老龄化概念从20世纪的维持生存转变到21世纪的确保生活质量；积极老龄化涵盖了健康老龄化对健康的关注，以及生产性老龄化对参与的关注，并通过保障支柱充分展现了资源和经济层面对老龄化的重要性。

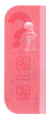

21世纪，老龄化社会面临的考验是如何在当前不断变化的环境中培养并让老年人保持各种能力，以协助老年人独立自主地生活，帮助他们维持较高的生活质量。

知识拓展

1991年12月16日，联合国大会通过的《联合国老年人原则》强调，老年人个体之间有很大差别，需要采取多样化政策应对，必须提供机会给自愿且有能力的老年人参与各种社会活动并做出贡献。《联合国老年人原则》共18项，概括起来分为5个原则。

1. 独立

（1）老年人应能通过提供收入、家庭和社会支持以及自助，享受足够的食物、水、住房、衣着。

（2）老年人应有工作机会或其他得到收入的机会。

（3）老年人应能参加适当的教育和培训。

（4）老年人应能生活在安全的适合个人选择和能力变化的环境中。

（5）老年人应能尽可能长期在家居住。

2. 参与

（1）老年人应始终融于社会，积极参与制定和执行直接影响其福利的政策，并将其知识和技能传给子孙后代。

（2）老年人应能寻求为社会服务的机会，并以志愿者的身份担任与其兴趣和能力相称的职务。

（3）老年人应能自行组织老年人活动或协会。

3. 照顾

（1）老年人应按照社会的文化价值体系，享有家庭和社区的照顾与保护。

（2）老年人应享有保健服务，帮助他们在将身体、智力和情绪保持或恢复到最佳水平的同时，预防或延缓疾病的发生。

（3）老年人应享有各种社会和法律服务，以提高其自主能力并使他们得到更好的保护和照顾。

（4）老年人居住在任何住所或养老院时，均应能享有人权和基本自由，其中包括充分尊重他们的尊严、信仰、需要和隐私，以及尊重他们照顾自己和选择生活品质的权利。

4. 自我充实

（1）老年人应能寻求充分发挥自己潜力的机会。

（2）老年人应能享用社会的教育、文化、精神和娱乐资源。

5. 尊严

（1）老年人的生活应有尊严、有保障，且不受剥削和身心虐待。

（2）老年人不论其年龄、性别、种族或族裔背景、残疾或其他状况，均应被公平对待，而且不论其经济贡献大小，均应受到尊重。

四、长期照护

长期照护是指在持续一段时期内给丧失活动能力或从未有过某种程度活动能力的人提供一系列健康护理、个人照料和社会服务项目。接受长期照护的对象可以是任何年龄阶段的存在一种或者多种功能障碍的人。长期照护的主要内容是为失能、半失能人群提供生活照料、康复护理、精神慰藉、社会交往和临终关怀等综合性、专业化的服务。长期照护的目标是让照护对象在其特定的身心状况下，最大限度地保持功能独立，尽其所能。

长期照护不同于通常意义上的家庭照料，是在特定的政治、经济、文化、社会背景下，由多个部门构成的一种制度性安排，而不是简单的生活照料，正规化和专业性是长期照护的显著特征。除此之外，长期照护需要照料、康复和保健相结合，体现了为照护对象提供照护的连续性。老年人是一个整体，应该从整体观念出发，强调从社会、经济、精神、躯体、自理能力等多个维度综合评估老年人健康功能，测量老年人整体健康水平，全面、客观地评估老年人的长期照护需求。

基于这种情况，运用社会化方式来满足老年人长期照护服务需要成为必然。长期照护保险制度在老年人因年老、慢性病或者意外伤害等原因导致身体功能部分或完全丧失、生活无法自理、需要接受长期护理时，可以补偿其所支付的费用。目前，作为为老年人长期照护服务社会化提供融资渠道的一项保障制度，长期照护保险已经在上海、广州、青岛等15个城市展开试点。

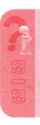

长期照护与医疗护理有哪些区别？请思考在长期护理保险制度下，老年人失能等级评估标准的重要意义。

五、养老服务体系

2019 年，《国家积极应对人口老龄化中长期规划》提出，到 2035 年，中国特色养老服务体系成熟定型，全体老年人享有基本养老服务。积极应对人口老龄化，构建养老、孝老、敬老政策体系和社会环境。建立和完善包括健康教育、预防保健、疾病诊治、康复护理、长期照护、安宁疗护的综合、连续的老年健康服务体系。健全以居家为基础，以社区为依托，使机构充分发展，使医养有机结合的多层次养老服务体系，从多渠道和多领域扩展适老产品和服务供给的宽度，提升产品质量和服务水平。

在养老服务体系中，居家养老是基础。受"孝"文化和血缘纽带关系等传统观念的影响，中国传统养老模式以居家养老为主，即养老的物质需要和生活照料由家庭成员提供。随着计划生育政策的有效执行和经济的快速发展，社会急剧转型，家庭结构出现了高龄化、小型化的趋势，家庭的养老功能减弱，家庭养老模式已无法独自应对老龄化社会的挑战。因此，需要社会化养老的介入，如改善老年人居住条件，引导开发老年宜居住宅和代际亲情住宅，推动和扶持老年人家庭无障碍改造，建立健全县（市、区）、乡镇（街道）和社区（村）三级服务网络，拓展居家养老服务领域，实现从基本生活照料向医疗健康、辅具配置、精神慰藉、法律服务、紧急救援等方面的延伸。

社区养老包括日间照护中心，嵌入式、互助式社区养老服务等，其配备了专业队伍，本着就近、就便和实用的原则，为居家养老的失能、半失能老年人提供全托、日托、临托、上门等多种形式社区照护服务，提供生活照料、助餐助行、家政服务、康复护理、医疗保健、紧急救援、精神慰藉、心理救助等服务，使老年人（特别是"空巢"老年人）仍然可以在家中继续过着独立而自在的生活。

养老机构是指依法登记的为老年人提供集中居住和照料服务的机构。根据机构实际和评估结果提供满足老年人日常生活需求的服务，服务内容包括但不限于出入院服务、生活照料服务、膳食服务、清洁卫生服务、洗涤服务、医疗与护理服务、文化娱乐服务、心理/精神支持服务、安宁服务。

为了充分利用有限的养老服务资源，满足处于不同能力级别的老年人对养老照护服务的需求，使用客观评估工具，科学划分老年人能力等级，对老年人进行健康水平及需求评估，为不同老年人提供精准的分级照护服务，建立健全科学、规范、可持续的老年人长期照护服务体系，对实现健康老龄化社会目标以及为老年人提供适宜养老服务具有重要意义。

学中做

刘先生，男，78岁，退休高级工程师。患有原发性高血压15年，患有糖尿病5年，服药后，血压和血糖控制得较好。刘先生的老伴杨女士，77岁，退休在家，左股骨头坏死，需拄拐行走；听力不佳，别人大声讲话才可以听到，近期偶尔测量血压，收缩压为140～160 mmHg，舒张压为70～80 mmHg。杨女士不肯吃药也不肯去医院，二老居住在某公寓楼二层，没有电梯，有一子和他们在同一个城市居住，每周可以上门探望老人一到两次。

- 五人分为一个小组，三位分别扮演刘先生、杨女士及他们的儿子，一位扮演老年服务工作者，一位作为观察记录员，负责记录扮演者的表演情况。
- 分别以健康老龄化和积极老龄化为背景，探讨这对老夫妻需要什么样的养老服务。

项目一 老年健康评估概述

【知识目标】

◇ 了解老年健康评估的常用评估工具。
◇ 理解老年健康评估的意义。
◇ 掌握老年健康评估的主要内容及方法，老年健康评估的实施步骤，老年健康评估的注意事项。

【能力目标】

◇ 能与健康评估申请者讨论健康评估的重要意义。
◇ 能说服老年人及其家属接受评估并能指导其熟悉评估相关流程。

【素质目标】

◇ 公正客观评估老年人需求。
◇ 精准对接老年人（特别是失能老年人）的护理服务需求。

任务一 了解老年健康评估

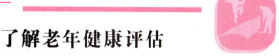

学习园地

李奶奶，72岁，退休教师，育有一独生女儿，为企业高管。李奶奶从老家退休后迁至女儿所在城市，跟随女儿生活，平日喜欢参加小区娱乐活动。半年前李奶奶突发脑出血，经医院救治后病情稳定，逐步康复，家属请了一名护工在医院陪护。目前，李奶奶生命体征平稳，右侧肢体偏瘫，言语含混，吃饭、穿衣、上下床、上厕所等大部分日常生活均需要他人协助。因生活自理能力大幅度降低，李奶奶时常情绪低落，有时独自落泪。医生建议老年人家属将其接回家照护。其女儿因平时工作繁忙，无暇照顾母亲而感到焦虑。当得知附近有一家医养结合养老机构后，她特地来到该机构了解情况，打算将母亲送过去接受照护。

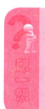

如果你是评估人员，如何给李奶奶的家属讲解健康评估的意义、内容及过程？

随着社会老龄化状况的日益严峻，老年人（特别是失能老年人）对社会养老服务的需求日益增加，养老服务行业迫切需要建立和完善科学化、标准化、规范化、人性化的评估体系，还要提高养老服务质量，以应对社会对养老服务的需求。面对老年人逐渐增加的健康需求，开展老年人疾病防治新模式、科学有效地实施老年人健康管理是实现健康老龄化的必然要求。

在推进养老服务业健康可持续发展的过程中，对老年人进行健康评估是重要的一步，为准确量化老年人真正需求和合理配置养老服务资源提供了依据，是实现合理化、规范化提供养老服务的基础。只有通过健康评估，才能准确掌握老年人的需求、合理分配资源、明确养老市场供需以及建立长效的监督机制。

一、老年健康评估的概念

老年健康评估是一项多学科、多层次的系统性评估，一般由服务团队全体成员共同完成，包括医生、社会工作者、心理学家、职业治疗师、语言治疗师和物理治疗师等。老年健康评估侧重于评价估量，不仅仅关注老年人单一或数种疾病诊断名称的累加，而是根据相关标准开展对老年人基本情况（包含家庭经济状况和生活状态）以及躯体、心理及社会层面等功能状态进行了解分析，确定其生活自理情况，并根据评估结果提出相应的服务计划。

（1）开展老年人健康评估工作是为老年人提供精准服务的基础。

老年健康评估是确定老年人所需的养老服务类型、护理等级、合理配置养老护理人力资源、制定护理服务收费的重要依据；在规范养老护理人员行为、提高老年人生活质量、保障老年人安全的过程中发挥重要的作用。

（2）开展老年人健康评估是提升养老服务质量的助推器。

评估促进与老年人及家属的有效沟通，发现老年人的需求，从日常生活到精神到心理各方面提升老年人的服务品质，让老年人有尊严、健康幸福的生活，如生活自理能力是老年人保证独立生活的最基本能力。一旦自理能力丧失，老年人的生活就需要外力的介入，这会给家庭乃至社会带来负担。老年健康评估有助于提前发现并避免或者延缓生活自理能力的丧失，在此基础上给出支持性或康复性照护方案，以帮助老年人维持独立、高质量、满意的生活方式。

老年健康评估推崇老年人最大限度地发挥自立能力，以利于促进老年人个人尊严的维护。其不仅关注老年人功能弱化的情况，而且还关注老年人保留了哪些积极甚至可以改善的功能，识别老年人需要哪些协助以替代丧失的功能，注重老年人在协助下能整合自身能量和资源实现自助，而非只是适应疾病所带来的身体损伤。健康评估不仅可以提高老年人的生活质量，对于国家和社会也具有重要的经济学意义。

（3）开展老年人健康评估可以为政策的制定提供依据。

开展评估、筛查、调研可为政府制定支持政策、扶持服务项目、分配资金等提供分区域、分人群、分项目等方面的精准数据支持，使政府在制定老年人需求规则和运营补贴政策方面有据可依，为养老机构的长远发展获得更多资源，有利于从战略和全局高度推动养老服务业发展，能够有效应对人口老龄化，使更多的老年人受益。

（4）开展老年人健康评估有利于提高社会各界对老年人健康的管理水平。

开展老年人健康评估有利于提高老年人家庭对老年人疾病风险的预测能力，提高社区对老年人的健康管理水平，提高医院对老年疾病的诊治、康复和护理水平。老年健康评估体系的建立，可以促进家庭、社区和医院老年疾病防控模式的形成，促进我国老年医学的快速发展。

二、老年健康评估的内容

与传统的健康体检不同，老年健康评估是涉及多维度、多学科的一个过程，主要从疾病、体能、认知、心理情绪和社会支持、环境状况等多层面对老年人进行全面评估，可以揭示、描述和解释老年人出现的多种健康问题，对老年人的各类资源和优势进行分类，评估老年人的服务需求，协调健康管理计划。老年健康评估的内容主要包括以下几个方面。

项目一 老年健康评估概述

（一）日常生活活动能力

日常生活活动能力是老年人基本生活所需的自我照顾能力，如穿衣、走路、洗漱、沐浴、上厕所和进食等，以及老年人独立在家中生活所需具备的能力，如做饭、购物、洗衣、做家务、乘坐交通工具、处理财务、打电话、自行服药等。

（二）感知觉和沟通能力评估

老年人的各种身体功能随年龄的增长而逐渐下降，感知觉和沟通能力评估是老年健康评估重要的评估内容。由于感官系统的老化和疾病，老年人机体感觉器官功能减退，对内外环境刺激的反应能力下降，因此给老年人的生命安全、生活质量、社会交往和健康造成了不同程度的影响。

（三）精神、心理健康评估

随着医学模式的转变，人们的健康观也在转变。老年人心理健康应该体现在处事乐观积极，自我满意或自我评价好。抑郁情绪则是老年人常见的情绪问题，尤其是在患多种慢性疾病、功能残障、经历丧亲之痛和社会角色转变等的老年人中，抑郁情绪出现的概率更高。老年人的精神、心理健康评估包括认知功能、情绪与情感、心理特征、环境、家庭、经济、社会支持等方面。

（四）社会健康评估

社会健康评估主要包括老年人的经济状况、社会支持系统角色与角色使用评估、医疗保险及报销比例、照护者负担与文化评估等，与维护老年人健康有着千丝万缕的联系。社会经济地位（SES）是一个综合反映个人或群体的社会地位的指标，通常用教育、职业、收入以及居住地区等来衡量。现有文献表明，社会经济地位是影响老年人健康的重要因素，社会经济地位不同，健康状况及卫生服务利用也往往存在巨大差异。包括养老环境（家庭、养老机构、社区）；与其他人员（家庭成员、养老护理员、医生、护士、邻居等）的相处能力，主要从居家环境、家庭功能和社会支持三项来进行评估。及时评估老年人的经济和社会状况，有助于制定合理可行的综合干预措施。

（五）物理环境评估

对老年人居家环境进行评估或适宜的改造，有助于防止一些危险事件如跌倒或降低这些危险事件的发生。老年人的生活环境方面，要尽量去除妨碍生活行为的因素，或者调整环境使其能补偿机体缺损的功能，从而提升老年人的生活质量及满意度，促进其生活功能的提高。

（六）常见照护问题评估

老年综合征（Geriatric Syndrome，GS）是由老年人常患有的多种疾病或原因造成的一系列非特异性症状和体征的临床问题症候群，包括视力下降、听力下降、吞咽困难、睡眠障碍、便秘、跌倒、认知障碍、尿失禁等症候群，会对老年人的生命质量造成严重影响。及时发现老年综合征并实施干预，可预防由其带来的不良后果，提升老年人生命质量，促进疾病的康复。

三、老年健康评估的常用工具

目前，我国还没有开发出可靠有效、符合国情的老年健康评估综合量表。因此，在实践中主要采取根据不同人群特征、评估目的选择合适、有效量表的方式进行评估。国内现行使用的评估量表多数沿用民政部编制的《老年人能力评估标准》（MZ/T 039—2013）。《老年人能力评估标准》共有4个一级指标，包括日常生活自理活动、精神状态、感知觉与沟通、社会参与；共有22个二级指标，其中日常生活自理活动包括10个二级指标；精神状态包括3个二级指标；感知觉与沟通包括4个二级指标；社会参与采用"成人智残评定量表"进行评定，包括5个二级指标（表1-1）。从国外种类繁多的老年人能力评估量表各维度比较和研究进展可以看出，在不同领域（如社区卫生、家庭护理、老年医疗服务管理等），国外老年人能力评估量表对老年人能力与需求进行了多方面、多角度的评价，评价工具的每一个维度均有具体的分级标准和清晰的等级量化层次构建思路，不仅以身体指标为依据，还对护理服务所需的时间与强度进行统计学分析（表1-2）。

表1-1 老年人能力评估标准（MZ/T 039—2013）的评估指标

一级指标	二级指标
日常生活自理活动	吃饭、沐浴、修饰、穿衣、大便控制、小便控制、上厕所、床椅转移、平地行走、上下楼梯
精神状态	认知功能、攻击行为、抑郁症状
感知觉与沟通	意识水平、视力、听力、沟通交流
社会参与	生活能力、工作能力、时间/空间定向、人物定向、社会交往能力

表1-2 老年健康评估常用的评估工具及适用范围

评估项目	评估工具	适用范围
日常生活活动能力评估	Barthel指数评定量表（Barthel Index，BI） 改良Barthel指数评定量表（Modified Barthel Index，MBI） 功能活动问卷（Functional Activities Questionnaire，FAQ）	应用于老年个体维持基本生活所需的自我照顾能力和日常生活活动能力的评估

续表

评估项目	评估工具	适用范围
感知觉和沟通能力评估	视力情况初筛表微型营养评估法（MNA） 视力快速筛查方法 视功能评估方法 视功能调查量表 生存质量量表 听力自我测试表 听力快速筛查方法 老年听力障碍筛查量表 Glasgow 昏迷量表（GCS） 简易智能精神状态量表（MMSE） 谵妄评定方法表（CAM-CR） 沟通交流评估问题表 感知觉与沟通能力评分表	应用于老年人视力、听力、意识状态、认知功能、沟通能力的评估
精神心理健康评估	老年抑郁评估量表（GDS） 柯-曼激越问卷（Cohen-Mansfield Agitation Inventory, CMAI；又称柯氏量表）	应用于老年人情绪与情感、失智及相关精神行为症状的评估
社会健康评估	Barry 角色评估量表 角色功能评估量表 照顾者负担问卷（Caregiver Burden Inventory, CBI） Duvall 家庭生活周期表 APGAR 家庭功能评估量表 Smilkstein 家庭功能量表 Procidano 和 Heller 的家庭支持量表 家庭亲密度和适应性量表（中文版）（FACESII-CV） 社会支持评定量表	应用于老年人家庭成员等社会支持系统的评估
物理环境评估	居家危险因素评价工具（Home Fall Hazards Assessments, HFHA）	应用于居住在社区中的老年人家庭危险因素评价
常见照护问题评估	EAT-10 吞咽筛查量表 洼田饮水试验 布里斯托（Bristol）大便性状分型量表 便秘评分系统（CSS） 便秘患者生活质量量表（PAC-QOL） 国际尿失禁咨询委员会尿失禁问卷表简表（ICI-Q-SF） 大便失禁 Wexner 评分系统 Norton 压疮评估量表 Braden 压疮风险因素评估表 Morse 跌倒风险评估量表 Morisky 用药依从性问卷（MMAS-8）	应用于老年人吞咽困难、尿失禁、便秘、跌倒、压疮等的评估

老年健康评估

知识拓展

　　随着人口老龄化程度的加重，为缺乏自我照护能力的老年人提供长期照护服务已成为世界各国面临的主要社会问题。我国从"十三五"规划开始提出建立长期照护保险制度，在2016年出台了《关于开展长期照护保险制度试点的指导意见》。长期照护保险制度被视为应对老年人长期照护问题最有效的长期照护制度模式。科学、统一的长期照护评估工具可以全面、客观地评估老年人长期照护需求，筛选长期照护受益人、精准地向有长期照护需求的老年人提供长期照护服务。

　　德国和日本首先建立并实施了长期照护保险制度。日本采用要介护认定调查表对65岁以上年老体弱者进行长期照护评估，其评估内容有概况调查、基本调查和特别项目调查。基本调查作为该调查表的主体，评估身心障碍程度和与医疗相关的项目。2008年，德国对其长期照护评估工具进行修订，形成了新型长期照护评估工具（a New Assessment Tool for Determining Dependency on Nursing Care，NBA）。NBA包括移动，认知和沟通能力，行为和精神健康，自我照顾，处理疾病或治疗相关需求及负担的能力、管理日常生活和社会接触、户外活动以及家务维持状况几个模块。上海作为我国最早步入老龄化社会的城市，于2013年率先采用老年照护等级评估方法对老年人长期照护进行了评估。

任务二　老年健康评估过程

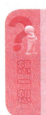 想一想

　　回顾任务一学习园地中的案例，如果你是评估人员，即将对李奶奶进行健康评估，你将采取哪些方法？在评估过程中，你将如何确保评估行为得到老年人及其家属的信任？

　　老年健康评估是为科学地确定老年人需要的服务类型、照料护理等级以及明确护理、养老服务等补贴领取资格等，然后，专业人员根据相关标准，对老年人的生理、心理、精神、经济条件和生活状况等进行的综合分析评价。由于老年人在生理、心理、社会等方面有着与成年人不同的特点，对老年人做健康评估时，不但要重视其身体方面的评估，也要

注意老年人心理、社会、文化、经济等情况，评估重点应放在年龄、危险因素、日常生活能力、心理、家庭和社会情况方面。

一、评估行为规范

（1）评估者要遵守职业道德，提升职业素养，熟练掌握标准和流程，尊重老年人人格，保护老年人隐私，保证评估资料真实、有效和可靠；着装规范，携带有自己身份标识的证件；强化沟通能力，态度和蔼，使用礼貌用语。

（2）评估前应首先表明自己身份，向老年人及其担保人说明评估目的、程序并征得老年人同意。

（3）收集老年人信息时，评估者应根据老年人的特点，充分考虑他们因听觉、视觉、记忆等功能衰退而出现的反应迟钝、语言表达不清等情况，适当运用有效的沟通技巧，做到细心观察、耐心倾听、反复询问、有效沟通，应使用老年人可以理解的语言，并随时解答老年人的疑问，保证评估工作在轻松、愉快、有序的氛围中顺利实施。收集有认知功能障碍老年人的资料时，询问要简洁，必要时可由其家属或照顾者协助提供资料。

（4）评估结束后应及时告知老年人及其担保人评估结果，并说明该结果将作为制定照顾计划的依据。

（5）评估结束后，记录结果并签字负责。不同的评估者对同一老年人分阶段进行评估时，应分别签字负责。

二、评估方法

（1）交谈，是指通过对老年人、亲友、照护者及相关的医务人员进行谈话沟通，了解老年人的健康情况。在交谈过程中，评估者应运用有效的沟通技巧，与患者及相关人员建立良好的信任关系，有效获得老年人的相关健康资料和其他信息。

常见的沟通技巧如下：①评估时，语速应减慢，语言清晰、语气体贴；②问题简单直接，掌握好与老年人沟通时的分寸；③适时停顿和重复，确保老年人能够准确理解问题与完整地回答问题；④耐心倾听、适当与老年人互动、拉近距离；⑤要使用简单易懂的语言以及肢体语言（如手势、写字）等方式和老年人沟通。

（2）观察，是指运用感官获得老年人的健康资料和信息。评估者可通过视、听、嗅、触等多种感官，观察老年人的各种身体症状、体征、精神状态、心理反应及其所处的环境，以便发现其潜在的健康问题。在观察的过程中，必要时可采用辅助仪器，以增强观察效果。

（3）体格检查，通常是指由专业医护人员运用视诊、触诊、叩诊、听诊等体格检查的方法，对老年人进行有目的的全面检查。

（4）阅读，是指通过查阅病历、各种医疗与护理记录、辅助检查结果等资料，获得老年人的健康信息。

（5）测试，是指用标准化的量表或问卷测量老年人的身心状况。量表或问卷的选择应该根据老年人的具体情况来确定，而且需要考虑量表或问卷的信度及效度。

三、评估原则

评估遵循以人为本、客观准确和遵循个体差异原则。

（1）以老年人为中心，尊重老年人的原则。随着年龄的增长，老年人的机体必然发生全身各种退行性的生理性或病理性变化，这两种变化过程往往同时存在于多数老年人身上，而且还相互影响，有时难以严格区分。因此，在采集资料时，评估者要注意患者的主观感受，学会区分生理性与病理性健康问题。

（2）评估内容以客观、准确为原则，获取客观的资料。对老年人的健康评估应在全面收集资料的基础上进行客观准确的判断分析，避免因为评估者的主观判断而引起偏差。尤其是在进行功能状态评估时，评估者应通过直接观察进行合理判断，避免受老年人自身因素的影响。评估者应具有认真、客观的态度，不能因为时间仓促，评估内容多而敷衍了事；也不能生搬硬套过去的经验。综合评估老年人健康时，评估者应对老年人认知、语言表达、情绪及周围环境有所了解，做到心中有数，避免出现评估内容与实际情况不符的情况。在评估过程中，若发现不明确的问题，评估者应反复询问并仔细观察确认。

（3）动态评估原则。入院和出院后评估；病情变化及功能状态改变后应评估；手术后应评估；生活环境发生重大改变后应评估。

（4）遵循个体差异原则。老年人个体差异明显，应根据个体的实际情况来评估，虽然疾病有共性的表现，但随着年龄的增长，每个老年人反映出疾病非典型的临床症状，其症状、体征不明显，因此评估时要因人而异。

四、评估流程

（一）评估前准备

对老年人进行健康评估时，应结合老年人身心变化的特点进行评估。首先，要收集基本资料，如老年人的基本信息、病史、生活信息及家庭条件、服务需求期望值等；其次，应该对老年人的基本功能情况有所了解，如关节活动范围、平衡性、肌力等，以确定其残存的技能和缺陷，以及是否需要准备专门的设备如轮椅、步行椅；还应确定感知和认知功能等。

1. 评估时间的确定

要安排充分的时间，老年人由于感官的退化，反应较慢，行动迟缓，思维能力下降，评估所需时间较长，再加上他们往往患有多种慢性疾病，很容易感到疲劳。评估者应根据老年人具体情况，分次对其进行健康评估。①评估者需提前与提出申请的老年人本人、家属或监护人取得联系，调整、确定评估的日期。②评估过程中需与老年人本人及其主要照顾者，家属进行沟通，尽可能选择至少有一名家属在场的时间进行评估。

2. 评估场所的确定

原则上，评估尽可能在老年人的日常居住场所完成，若需要在医院或其他养老机构进行评估，应先确认申请人病房或房间等日常生活场所，并事先与医院相关机构进行沟通协调，在保护申请人隐私的前提下进行评估。

3. 评估环境的准备

老年人基础代谢水平下降，感觉功能下降，血流缓慢，体温调节功能降低，怕冷，耐力差，皮肤干燥，视力和听力下降。所以，在评估过程中要注意保温，室内温度以 22～24 ℃ 为宜，湿度以 40%～60% 为宜，避免老年人直接被光线照射，尽可能安静、宽敞、光线明亮，注意保护老年人的隐私。评估环境中至少有一把椅子和 4～5 个台阶，以供评估使用。由于思维能力下降，多种慢性疾病并存，老年人很容易感到疲劳，评估者应根据具体情况，帮老年人保持舒适的体位，分次进行评估，让其有充足的时间回忆过去发生的事件，这样既可以避免老年人疲劳，又能获得其详尽的健康史。

4. 评估物品的准备

①评估所需用具：血压计、听诊器、计时器、手电筒、棉签、压舌板、纸、笔、体重秤；②各类评估量表、老年人健康评估软件、可视化标尺；③椅子、桌子、计算机等。

5. 评估对象的准备

①选择合适的体位：对老年人进行身体评估时，应根据实际需求选择合适的体位，并在全面评估的基础上，重点检查已发生病变或有潜在病变的部位。对于有移动障碍的老年人，可取合适的体位。②需要检查口腔和耳部时，要取下老年人的义齿和助听器。

6. 评估者的准备

①评估者应具有医学或护理学等相关学历背景或工作经验，或是经过老年人健康评估知识、技能专门培训机构的专业培训，考试成绩合格，获得评估员培训合格证或资格证的社区工作者。②评估者应佩戴资格证或携带证明其身份之相关文件。③在指定地点对老年人进行评估，每次评估应由两名评估者在场。

（二）评估实施流程

评估实施流程见表 1-3。

表 1-3 评估实施流程

序号	项目	任务	内容
1	项目1：入住前/居家照护前初步评估	（1）确定评估时间、场所、环境及所需物品； （2）老年人基本信息采集内容； （3）老年人爱好与兴趣评估； （4）社交生活情况评估	基本信息采集：个人信息、家庭关系信息、疾病史、支付能力； 爱好与兴趣：活动、才艺、喜欢的物品； 社交情况：与他人来往

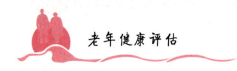

续表

序号	项目	任务	内容
2	项目2：照护等级评估	（5）日常生活活动能力评估； （6）感知觉与沟通评估； （7）精神状态评估； （8）社会参与评估； （9）医疗照护需求评估； （10）疾病状况评估； （11）其他个性化评估	日常生活活动能力评估：进食能力、自身清洁能力、排泄控制能力、行走能力等； 感知觉和沟通能力评估：意识水平、视力、听力、沟通交流等； 精神状态评估：认知功能评估、攻击行为评估、抑郁症状评估； 社会参与评估：生活能力、工作能力、时间/空间定向能力、人物定向、社会交往能力
3	项目3：个性化照护方案制定	（12）老年人能力等级判断； （13）个案健康整体评估； （14）照护风险评估； （15）个性化照护方案的制定； （16）健康教育与促进	老年人能力等级判断：综合日常生活活动、精神状态、感知觉与沟通、社会参与这4个一级指标的分级，老年人能力可划分为0（能力完好）、1（轻度失能）、2（中度失能）、3（重度失能）4个等级； 个案健康整体评估：生命体征、听力、沟通能力、表达能力、就医情形、疾病主要诊断、疾病稳定程度、药物服用情况、生活习惯、睡眠情况评估等； 照护风险评估：营养不良风险、高危跌倒/坠床风险、压疮风险、噎食/误吸风险等
4	项目4：定期评估	（17）日常照护监测记录 （18）定期健康总结评估	复检各项情况的变化

五、评价

老年人综合健康评估实施的根本目的是实现循证和科学的健康管理（需要多学科专业人员、老年人及其家属共同参与），充分运用信息化和数字化平台，建立老年健康评估信息软件或信息化辅助平台，全面评估老年人的身心健康、躯体和社会功能状态，旨在通过全面的早期综合干预，使老年人最大限度地维持功能，提高生活质量。评估人员需要分析评估结果，若发现前后矛盾、评估判断不符合老年人身心状况等问题影响了评估结果的准确性，应进行复评。另外，定期对老年人进行健康状况评估，动态地收集和分析他们的健康情况，可以及时发现老年人在生理、心理、社会和精神等诸方面的反应，有助于重新确定照护需求并及时更新照护方案。

学中做

- 评估流程实务练习：三人为一个小组，一位扮演李奶奶，另一位扮演李奶奶的女儿，还一位扮演老年健康评估者。
- 开展情境练习，以居家上门评估为例，按照表1-3中的评估程序完成整个评估流程。
- 在情境练习过程中，老年健康评估者检讨评估过程中存在的不足并思考如何改进评估流程。

项目二 老年健康评估的伦理

【知识目标】

◇ 了解专业价值观、伦理、专业伦理的概念及特点。
◇ 理解老年服务专业价值观的内容；老年服务专业的伦理内容；老年健康评估者的伦理责任。
◇ 掌握老年服务的专业伦理原则；老年健康评估者的伦理原则。

【能力目标】

◇ 能运用专业伦理原则的筛查方法解决伦理困境问题。
◇ 能在老年服务实践中，内化专业价值观，体现老年服务的伦理要求。
◇ 能遵守老年健康评估的各项伦理规则，并承担起伦理责任。

【素质目标】

◇ 培养发展的视角、能力视角和优势视角看待老年人，内化以老年人为中心的服务理念。
◇ 克服自身的局限，尊重老年人，以老年人的利益为先，做到评估服务公正。
◇ 树立老年人的"全人观"，避免从医学等单方面视角评估老年人，学会整合资源与团队，为提升老年人的生活质量而努力。

项目二 老年健康评估的伦理

任务一 老年服务的专业价值观

一、老年价值观

老年价值观是关于老年人社会价值的基本观点，是对老年人在现实生活中社会地位和社会功能的理论概括。老年价值观是对老年人价值观的理解，关系到老年服务工作者的态度和行为。因此，为老年人服务时应坚持以下老年价值观：

（1）老年人的劳动，尤其是智力劳动对社会经济有积极贡献。

（2）老年人为社会贡献了丰富的精神价值，在道德维护、文化传递、示范社会、家庭心理支持和情感纽带中具有重要作用。

（3）老年人的互助照料活动中存在宝贵的社会价值。

学习园地

张大妈，71岁，2年前入住某养老院，生活基本能自理。不久前，张大妈不慎摔了一跤，膝盖关节受伤，导致行动不便。张大妈的女儿特别担心，想接她去国外定居。张大妈觉得自己有退休金，也有足够的积蓄，而且还有养老机构的照护人员照顾，不愿意随女儿去国外。

1. 为老年人服务时要遵循哪些专业价值观？
2. 你如何看待案例中张大妈的想法？请用10个形容词形容你心中张大妈可能的形象。反思你的态度反映出什么价值观？

二、老年服务的专业价值观

老年服务的专业价值观是指以老年人为本，从老年人的需求出发，以服务为导向，尊重老年人，促进老年人自主发挥潜能，帮助老年人解决个人问题，以提升其适应社会的能力，最后达到提高老年人的生活质量，使其拥有幸福的老年生活。

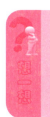

如果你是养老院的老年服务工作者，面对张大妈的情况，你会建议她随女儿去国外，还是劝说其留在养老院？怎样做才符合老年服务的专业价值观？

老年服务的专业价值观是建立在服务、社会正义、个人的尊严和价值、人际关系、能力等核心价值观基础之上的。从本质上讲，老年服务呼吁尊重老年人的个体差异，积极促进群体互助及社会支持，最大限度地挖掘老年人的潜能。对于为老年人提供服务的老年服务工作者而言，面对自我价值观与专业价值观之间以及他人价值观之间的冲突已经是一种挑战。因此，在实践工作中，老年服务工作者需要掌握一系列工作指南和规则，即专业伦理，这是由老年服务的专业价值观衍生出来的，并为老年服务工作者在遇到实践困境难以决断时提供工作依据的准绳。

> **学中做**
>
> 　　三人为一个小组，一位扮演张大妈，另一位扮演张大妈的女儿，还一位扮演养老院老年服务工作者。
> - 开展情境展演，老年服务工作者探索张大妈和女儿矛盾的解决方法。
> - 在情境展演过程中，老年服务工作者总结自己的价值观与专业价值观的冲突，并思考如何内化专业价值观。
> - 小组成员反思扮演过程中各自都有哪些价值观，是否有冲突？表现在哪些方面？如何解决？

任务二　遵循老年服务的伦理

一、老年服务的伦理守则

老年服务的伦理守则是指从事老年服务的工作者在从业期间必须遵循的、与老年服务活动相适应的行为准则。它是以善恶为评价标准，通过社会舆论、风俗习惯和老年服务工作者的内心信念来维系的、调整老年服务工作者与老年人之间、老年服务工作者与其他老年服务之间以及老年服务工作者与社会之间相互关系的行为规范总和。

> **学习园地**
>
> 　　73岁的刘大爷日前将其所住的养老院起诉到法院，原因是养老院对其造成了严重的人身伤害。原来，刘大爷喜好喝酒，经常酒后言行失常。某天，出外酗酒归来的刘大爷追打老年服务工作者并辱骂其他老年人，养老院便将他强行绑在床上，结果导致刘大爷双手手腕及背部软组织挫伤。
> 1. 针对老年人的独特性，老年服务工作者应该如何开展服务？
> 2. 老年服务工作者为老年人服务时要遵循哪些伦理原则？

老年服务的专业伦理贯穿整个老年服务领域，如生活照料、医疗保健和康复、教育、社会参与、文体娱乐及其他领域。结合国内外老年社会工作专业以及护理服务专业伦理规定可知，老年服务专业伦理应主要包括对老年人、对同事、对机构和对社会等方面的基本价值观与信念。其中关于老年服务工作守则的规定有以下几项。

（1）老年服务工作者的首要责任是对老年人负责，要理解和尊重老年人。

（2）老年服务工作者要耐心、细致，行为要与解除老年人的痛苦有关。

（3）当老年服务工作者与老年人发生利害冲突时，要使自己的行为对老年人产生最大的益处和最小的伤害。

（4）老年服务工作者发现老年人病情危急时，应当立即通知医师；在紧急情况下，为抢救垂危患者生命，应当先行实施必要的紧急救护。

（5）老年服务工作者有责任让老年人了解本身的权利和协助他们获得合适的服务，且应该尽量使老年人明白接受服务所要承担的责任和可能产生的后果。

（6）老年服务工作者应该尽可能协助老年人知晓在某些情况下，保密原则受到限制，并使他们清楚地知道收集资料的目的和用途。在公开其资料时，老年服务工作者应该采取必要和负责任的措施，删除一切可以识别老年人的信息，而是必须尽可能事先取得老年人或其监护人的同意。

（7）老年服务工作者不得滥用与老年人的关系谋取私人利益。

（8）老年服务工作者不应与老年人有性接触。

（9）如果服务需要收费，老年服务工作者应尽量保证老年人不会因为经济能力不足而不能及时获取其所需要的服务。

> **知识拓展**
>
> 养老院的老年服务工作者需要尊重刘大爷，接纳刘大爷的个体独特性，对其喜好喝酒持非批判的态度。在工作过程中，老年服务工作者要耐心、细致，询问刘大爷酗酒的真实原因，探究刘大爷酗酒是因为酒精成瘾还是为了掩盖生活的痛苦而采用的替代行为，并替他保守秘密。在养老院中，老年服务工作者也不能因刘大爷酗酒而给其贴上标签，让其在养老院中受歧视。
>
> 老年服务工作者也可以在刘大爷心情舒畅、未喝酒的情况下，与其一起分析喝酒的利弊，使其明白酗酒对自己、老年服务工作者、其他老年人的负面影响以及可能产生的后果所应承担的责任。在遵循"自决"的基础上，由刘大爷决定如何对待自己的酗酒行为以及采用哪些方法避免酗酒。
>
> 当刘大爷再次酗酒时，老年服务工作者首先要做的是让刘大爷平静下来，避免其伤害养老院中的其他老年人及老年服务工作者，然后及时采取措施减轻酗酒对其身体的伤害。老年服务工作者要相信，只要提供足够的资源和采用合适的方法，刘大爷就会改变酗酒的行为。

有关专业的工作守则规定如下：

（1）老年服务工作者工作时，应以老年人的需求为出发点。

(2) 老年服务工作者应履行岗位职责，工作严谨、周到，对个人的专业判断及职业行为负责。

(3) 老年服务工作者应对老年人一视同仁，尊重老年人，维护老年人的健康权益。

(4) 老年服务工作者应该具有专业的价值观和道德。

(5) 老年服务工作者要有能力评估、诊断、获取、分析、区别和阐释老年人的社会和个人的资料，为老年人确定合适的服务目标、实现目标而改变环境。

(6) 老年服务工作者有责任不断提升专业知识，提高执业能力，适应专业的发展。

(7) 老年服务工作者不可以就其专业资格、服务性质、服务方法及预计成本有误导性及不真实的资料。

(8) 老年服务工作者有责任协助新加入专业的同事，增强价值观及专业知识和技能。

(9) 老年服务工作者有责任与老年人及其他老年团队工作者建立良好的专业关系，密切配合，团结合作。

二、老年服务的伦理困境

在老年服务工作中，老年服务工作者可能会遇到一种在道德上难以取舍的模糊和难以找到满意方案的境地，即伦理困境。在实践中，出现保护老年人的权利与社会福利不能兼得，社会利益与老年人利益冲突的情况，各项方案都可能对老年人带来伤害，抑或工作中效率与效果不能兼顾时，应如何处理？老年服务工作者要警觉伦理困境问题，在行动或实践过程中认真评估情境，决定哪一种行为是正确的，符合专业行为的道德要求，判断行动或实践本身对老年人的影响，采用一种最合适的方案解决问题，即伦理决定。

解决伦理困境问题，较好的方式是伦理原则筛查方法（EPS）（图2-1），即对伦理原则进行排序，把最重要与最不重要的项目按重要程度排列出来，按照先满足高一级要求再满足低一级要求的方法进行选择，为老年服务工作者提供一个指南，便于其在实践中发现冲突时更快走出困境。

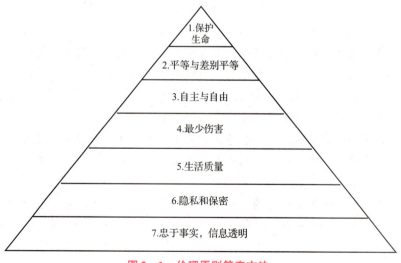

图2-1 伦理原则筛查方法

伦理原则筛查方法中的"1 保护生命"具有最优先权，这一原则高于其他原则。如果"1. 保护生命"与"3. 自主与自由"都适用时，优先选择"1. 保护生命"，以此类推。当"6. 隐私和保密"与"7. 忠于事实，信息透明"并存时，优先选择"6. 隐私和保密"。

三、老年服务的实务原则

老年服务是一项系统工作。在老年服务过程中，老年服务工作者不仅需要内化专业价值观，遵守专业伦理，更需要一套实务原则，即接纳、非批判、个别化、保密、尊重、自决等原则。

1. 接纳原则

接纳是老年服务工作者对待老年人的一种行为原则，包括接纳老年人的优点、缺点，积极和消极的情绪以及建设性和破坏性的态度和行动等。接纳是一种尊重的态度，并不是一种方法；接纳是从内心反馈的一种表里如一的心态。当接纳变成一种工作技巧时，老年人则不能与工作者建立平等的关系。在服务过程中，首先，老年服务工作者接纳能帮助工作者理解老年人真实的状态，防止因个人评价而遗漏或主观臆想老年人的状况，更能客观、有效地获取老年人的相关信息，能使得服务工作更有效；其次，老年服务工作者的接纳能帮助老年人从自我防卫中解脱出来，增加对服务提供者的信任感。如果老年人感到安全，就会真实反馈情况，更能积极而现实地面对自己和问题。

2. 非批判原则

非批判原则是指即使别人与自己的意见不统一或有分歧，也不抗拒和排斥。在老年服务实践中，非批判原则的态度就是指老年服务工作者不以自己的意见为唯一标准，也不对老年人与己相异的观点或违规行为予以拒斥。非批判原则不等于不关心社会法律和道德，而是尽力理解老年人行事背后的理由和原因，但是不做有罪或者无辜判断，只对其行为所带来的后果进行分析，促使老年人对自己了解而做出决定。老年服务工作者的非批判可以通过沟通中的语音、语气、眼神、态度和良好、安全的沟通氛围来实现。

3. 自决原则

自决是指服务对象能自由地做选择、做决定。这一原则肯定服务对象在获取选择资料的情况下，有能力成长与改变，并能负责任地使用自由。老年服务工作者有专业的道德责任去协助、鼓励老年人行使自决自主的权利，即使老年人有时出现放弃、逃避或推卸自决的倾向。

另外，老年人自决是有限制的，不是绝对的。对老年人自决的基本限制是，老年人的行动不能侵犯另一个人的权利，或者老年服务工作者确定老年人是否具备这样的能力，或老年人当时的生理、心理状况是否适合做决定。

老年服务工作者必须知道，老年人只有在下列条件都得到满足时，才能真正自决：①在当下，老年人面临的不只有一种选择；②老年人没有受到任何方面的强制；③老年人意识到所有可能的选择；④老年人对每种选择的代价和后果都有准确的信息；⑤老年人有能力或者主动提议做决定；⑥老年人有机会根据自己的选择采取行动。

4. 个别化原则

个别化原则是将服务对象看成独特的个人，重视服务对象对待困难和问题的个人感受及看法。个别性原则表明每一位老年人都是独一无二的个体，必须选择恰当、精确以及独一无二的介入策略，提供有针对性的服务。有些老年人在做评估的时候或许不大能理解或认识到自己的功能限制。另外严重的视力或听力问题可能会使运用标准化评估工具或口头沟通极为困难。对一些老年人来说，只是想到要测验自己的基本能力，就会感到非常焦虑，以致不能或不愿参加评估。还有些老年人由于患老年痴呆症或抑郁症带来的破坏性后果，甚至无法配合评估者进行情感或认知方面的检测。

出现这些情况时老年服务工作者应调整传统的评估方法，以适应评估中遇到的老年人身体或认知方面的障碍。工作者要确定老年人可以得到辅助性器具如助听器、眼镜、假牙、活动辅助设备等。评估中允许老年人使用放大镜或增加亮度，使其能阅读印刷品或书面材料。老年服务工作者跟老年人交流时应采用聊天的语气，尽量减少测试气氛和老年人对自己表现的焦虑。按老年人的节奏而不是评估者的节奏做评估，避免使用让老年人感到困惑或害怕的术语，准备好关于为什么评估者要问某个问题的解释。老年人有权利知道评估者想了解什么，为什么要他参加评估等。

5. 保密原则

保密原则是老年服务工作一项基本原则。老年服务过程中，保守秘密能让老年人放心地透露生活中隐私内容而不必害怕被泄露，致使他们的声望与地位受损。

（1）保密的方式包括不向他人透露老年人姓名在内的资料；不向他人提及会谈的过程及内容；会谈时不让他人旁观；注意避免让不同的服务对象在等待约谈时互相碰面；服务工作者未经当事人允许，在教学或培训的讨论中，不得泄露服务对象的身份资料；不得在公共或半公共场所谈论机密资料；采取防范措施确保在使用计算机、传真机、电话和录音设备以及其他电子计算机技术向其他机构传送机密资料时不泄露服务对象隐私。此外，应采取合理的防范措施，以便在出现老年服务工作者终止工作、失去工作能力或死亡的情况下，能保护服务对象的隐私。

（2）老年服务工作者可以基于一些强制性专业理由，同他人分享老年服务对象的秘密。老年服务工作者应该清楚、明白地告知老年人，在特定情况下保密是受限的。

（3）老年服务工作者在征得老年人同意后，才能将记录、录音、录像给他人看或准许第三者观察他们的活动。

（4）当保密原则与其他原则冲突时，可能就会受限，如以下情况：

①高度怀疑虐待或疏于照管老年人。

②服务对象是危险分子，预谋要伤害他人或自己。

③有严重的自杀危险或是其他威胁服务对象生命的事。

④监护听证会或司法程序要求提供信息。

⑤服务对象需要住院接受精神失常治疗。

⑥服务对象控诉对老年服务工作者未尽职责时。

⑦服务对象威胁要伤害老年服务工作者。

⑧服务对象涉及法院审理并同意公开记录时。

项目二　老年健康评估的伦理

> **学中做**
>
> 三人为一个小组，一位扮演刘大爷，另一位扮演老年服务工作者，还一位作为观察记录员。
> - 刘大爷谈谈如何看待自己喝酒的"个性"，老年服务工作者表达自己的态度。
> - 老年服务工作者采用接纳、非批判的原则与刘大爷沟通其酗酒问题，并体会工作中有哪些障碍。观察记录员者反馈服务中工作者是否遵守了相关原则。
> - 老年服务工作者与刘大爷探寻酗酒的原因，并在其自决的原则下，找到三条适合的途径帮助刘大爷解决酗酒问题。观察记录员反馈老年服务工作者在服务过程中好的做法以及不足之处。

任务三　承担评估者的伦理责任

一、老年健康评估者的伦理守则

老年健康整体评估师对老年人的生理状态、心理状态、社会状态进行综合评价，指导其对疾病进行预防、保健，可增加老年人独立生活于社会的机会，提高其生活质量。整体评估将涉及多方伦理，如医学伦理、家庭伦理、社会伦理等。

> **学习园地**
>
> 赵大爷，62岁，有40多年吸烟史，近3年出现咳嗽症状，且咳出黄绿色脓痰，而且晚间咳嗽剧烈。不久前，赵大爷刚由家人陪同入住养老院，因入院时为假期，老年健康评估者不在，院方先让其住下，随后进行相关评估工作。昨天，护理人员发现赵大爷情绪低落，咳嗽加重，咳痰量增加，气喘，还伴有低热。护理人员请赵大爷去医务室做检查，赵大爷说这是老毛病，没关系，过两天就好了，不愿意去。
> 1. 针对赵大爷的情况，如何劝说他进行健康评估？
> 2. 在为老年人进行健康评估时，评估者需承担哪些伦理责任？

老年健康评估是团队合作评估的结果，其评估应遵循以下守则。
（1）老年健康评估者应监督和评估政策、方案的执行和实践性的干预行为。

（2）老年健康评估者应促进有益的评估。

（3）老年健康评估者应在专业的实践中批判性地使用最新的相关知识。

（4）老年健康评估者应审慎地考虑评估可能产生的后果。

（5）老年健康评估者在从事评估时，应取得服务对象出具的自愿参与书面告知后再进行；对于拒绝参与的情况，应该不进行任何潜藏的或实质的处罚；也不能用不合适的手段诱导服务对象参加评估。应对参与者的隐私权和尊严予以适当的尊重。告知后同意的信息应该包括请求参与的性质、范围和时间以及阐明参与评估的危险性与利益。

（6）当服务对象没有能力给予告知后同意时，老年健康评估者应向服务对象进行适当的解释，获得服务对象能力范围内的同意，并且取得代理人的书面同意。

（7）老年健康评估者绝不能设计和执行未经过服务对象同意的程序的评估。

（8）老年健康评估者应知会服务对象，他们有权利在任何时间退出评估而不会受到任何惩罚。

（9）老年健康评估者应采取适当行动以确保评估的服务对象有权获得适当的支持性服务。

（10）老年健康评估者在从事评估时，应保护服务对象，避免其受到身体或精神痛苦、伤害或危险。

（11）老年健康评估者应公正、客观地对服务对象进行健康评估，并按要求填写服务对象能力评估量表（如使用服务对象能力评估系统，应按照系统说明书进行正确操作）正确填写服务对象的基本信息、评估结果，确保最终提交的评估内容准确无误。

（12）若老年健康评估者遇到特殊情况，无法准确地判断、选择合适的选项时，需要在"特殊事项记录单"中如实写明服务对象的具体情况，为评估小组组长或评估专家提供参考判断的依据。

（13）若服务对象在评估过程中发生突发状况，且该状况会直接或间接影响评估结果，应中止评估，与服务对象（或家属）进行协商，待服务对象情况稳定后另择他日再次进行评估。若原计划评估日，遇到老年人刚接受完治疗、因患疾病刚出院不久等身心状态尚未稳定的情况时，根据情况严重程度，可与服务对象（家属）协商，待服务对象情况稳定后另择他日再次进行评估。

（14）老年健康评估者在从事评估时，应确保服务对象和从他们身上所获得的资料的匿名性及保密性；应告知服务对象保密性的任何限制、为保障保密性所采取的行动、记载研究资料的记录何时将被销毁。

（15）老年健康评估者在报告中显示评估的结果，除非获得相关方适当的同意授权，否则应去除足以辨识身份的信息以保障服务对象的隐私权。

（16）老年健康评估者应准确地报告评估的发现。老年健康评估者不应伪造或曲解评估结果。

（17）老年健康评估者在从事评估时，应留意并避免和服务对象有利益冲突的双重关系；当有真实的或潜在的利益冲突发生时，应知会服务对象并采取以服务对象利益为先的原则解决问题。

（18）老年健康评估者应当由上述机构内经过省级护理服务需求评估专业培训，并考核合格的人员（包括医师、护士等医务人员）担任。每次评估至少由 2 名老年健康评估者（至少有 1 名医师）共同完成评估。

（19）评估员证须及时更新，评估员证有效期逾期的情况下不得进行评估工作。评估员证有效期通常为 5 年，在有效期限到期前 6 个月可到所在地相关部门提出更新申请，更换评估员证。若老年健康评估者在任期内有任何不良记录，更新时需重新参加相关部门认证、授权的老年人能力评估培训机构的专业培训，并通过老年人能力评估员职业资格认证考试才可进行资格更新。评估工作间断时间超过 1 年的老年健康评估者，再次从事评估工作前应重新参加培训考核。

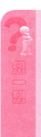

赵大爷在护理人员的劝说下，来到了养老院指定的老年人健康评估室。评估室里只有一名评估人员，她听完护理人员的叙述后，就开始为赵大爷进行健康评估。

1. 评估人员为赵大爷进行健康评估，违反了哪些伦理守则的规定？
2. 如果你是评估人员，首先会做什么？在评估期间，你需要遵循哪些伦理原则？
3. 养老院护理人员来到评估室，要求评估人员给她赵大爷的评估结果，以便合理安排后续服务。评估人员正确的做法是什么？

二、老年健康评估者的伦理原则

评估伦理是指导老年健康评估者实施评估行为的规范及准则。在老年健康评估过程中，人们将伦理守则运用到实践操作领域，制定出了应遵循的伦理原则，见表 2-1。

1. 尊重老年人的尊严原则

尊重老年人的尊严是与老年人建立和谐关系的必要条件，也是保障老年人根本权益的可靠基础，其主要包括尊重老年人的自主决定权、隐私权、匿名权、保密权。

（1）自主决定权指评估对象享有知晓关于评估所有事宜的权利，在此基础上享有按照个人意愿决定是否参与，以及中途随时退出的权利。

表 2-1 老年健康评估中应遵循的伦理原则

	伦理原则	正确做法	错误做法
1. 尊重人的尊严	（1）自主决定权	• 入选老年评估对象或分组时，应告知评估对象需要评估的必要信息，让他们自己决定是否参加评估。 • 如果老年评估对象不愿意参加或中途退出评估，不能因此受到任何惩罚和歧视	• 在不告知老年评估对象的情况下，观察其行为或进行问卷调查（隐瞒或欺骗）

续表

伦理原则	正确做法	错误做法
1. 尊重人的尊严 (2) 隐私权	• 对老年评估对象的隐私信息保密,包括姓名、住址、电话、婚姻、收入、疾病诊断、预后等信息。 • 在评估工具中用数字编码代替姓名,或将姓名、住址等个人资料放在某一页,单独保存。 • 汇报结果时,删除姓名、床位号、照片、录像中的面孔信息等	• 将老年评估对象的隐私信息和疾病信息公布给评估小组之外的人。 • 汇报评估结果带有老年评估对象的姓名、床位号、录像中的面孔等
1. 尊重人的尊严 (3) 匿名权和保密权	• 向老年评估对象保证不对任何人公开其身份。未经同意,不向他人公开老年评估对象的任何个人信息	• 未得到老年评估对象授权的人得到了评估的原始资料。 • 汇报评估结果时,公开了老年评估对象的身份
2. 有益原则	• 评估结果应对老年评估对象和社会有益,如使其获得健康知识和技能。 • 尽可能使老年评估对象免于身体、心理、社会、经济方面的伤害	• 将不成熟的评估干预措施用到老年评估对象身上,给其造成伤害。 • 为设置对照组,故意不给老年评估对象提供治疗和照护措施。 • 增加评估项目,给老年评估对象带来疼痛和损伤,或增加其花费
3. 公正原则	• 公平选择:使每个老年评估对象入选和分到各组的机会均等。 • 公平对待:许诺老年评估对象的事情应努力做到,对有不同性别、职业、种族、地位等的老年评估对象一视同仁	• 根据老年评估对象的地位、文化程度、是否容易合作等来决定其是否入选或分到哪一组。 • 额外优待或歧视某些老年评估对象

(2) 隐私权包括老年评估对象的身体健康资料、心理健康资料、态度、信仰、行为、意见等。没有老年评估对象的同意,任何人无权获得其资料。

(3) 匿名权和保密权是指在获得老年评估对象的同意后,使其享有不对任何人公开其身份和信息的权利。

为实现尊重老年人的原则,老年健康评估者在开展评估前必须征得老年评估对象的知情和同意。老年评估对象在真正理解评估所有相关信息的基础上,通过签名等方式来表明其同意参与评估。在信息告知过程中,需考虑评估对象的理解能力和接受能力,以评估对象能理解的语言、语速和语调详细介绍和举例说明。若评估对象无行为能力或限制行为能力,如老年精神障碍者、认知水平下降者、神志不清者等,必须由法定监护人或代理监护人行使。知情同意书的内容一般需包括评估目的、评估内容与方法、评估风险及可能不适、评估益处、可能补偿、匿名和保密保证、评估者和伦理委员会联系信息、自愿同意、退出评估的权利。

2. 有益的原则

有益的原则是指老年健康评估者应尽量使老年评估对象在评估过程中免于遭受不适或者伤害。老年人受到的伤害不仅指身体伤害（如疼痛、并发症、损伤、残疾和死亡等），还包括精神伤害和社会伤害（经济损失、受歧视、精神压抑痛苦等）。为减少伤害，需要老年健康评估者在开展评估之前，全面评估给老年评估对象带来的可能利益和潜在风险，权衡选择。若评估风险大于利益，应修订评估策略，尽可能降低风险。只有当利益超过风险或两者达到平衡的情况下，才可进一步探讨评估的合理性。

3. 公正的原则

公正分为社会公正和个人公正，是指不偏私、不偏袒和正直。所谓社会公正是对一定社会的性质制度及其相应的法律法规、章程和惯例等的合理性和合理程度的要求和判断。个人公正主要表现在个人为人处事中，能以当时社会的法律法规、章程和惯例等为标准，严格规范自己的行为，正直做人，办事公道，能够保持自己行为的合法性、合理性和正当性。公正的原则强调在老年人评估中，老年人有公平选择和得到公平对待的权利。在评估开展过程中，所有老年评估对象的需求都应公平得到回应。

> **学中做**
>
> 两人为一个小组，一位扮演赵大爷，另一位扮演老年健康评估者。
> - 老年健康评估者如何表达对赵大爷的尊重？
> - 如果老年健康评估者发现赵大爷可能患有肺炎，她应该怎么做？

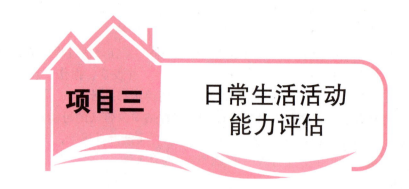

项目三 日常生活活动能力评估

【知识目标】

◇ 了解日常生活活动、基础性日常生活活动、工具性日常生活活动的概念及类别。
◇ 理解基础性日常生活活动、工具性日常生活活动能力评估内容。
◇ 掌握日常生活活动能力评估方法和评估结果的应用。

【能力目标】

◇ 能根据评估目标选择合适的日常生活活动能力评估量表。
◇ 能运用常用量表评估老年人日常生活活动能力。

【素质目标】

◇ 辩证地看待老年人日常生活活动能力与社会参与的关系。
◇ 能应用和比较不同量表,有主动提高评估能力的意愿。
◇ 作为评估团队的组成成员,在日常生活活动活动能力评估时有较强的合作意识。

任务一 基础性日常生活活动能力评估

日常生活活动（ADL）障碍主要表现在不同的日常生活活动能力内容中，不同老年人，甚至同一名老年人在不同阶段的表现类别、表现形式、表现程度都可能会有很大的区别，涉及衣、食、住、行、安全防护等多个方面。可以通过初步观察或利用日常生活活动能力评定量表了解某老年人日常生活活动障碍状况，在日常生活活动能力评估的基础上实施日常生活活动的干预。日常生活活动能力评估包括基础性日常生活活动能力评估、工具性日常生活活动能力评估，以及既包含基础性，又包含工具性的综合性日常生活活动能力评估。

学习园地

杨大爷，63岁，半年前因摔倒导致右内外踝骨折并踝关节半脱位（内固定术后），为进一步改善肢体功能，现定期去康复中心进行康复训练。目前杨大爷右踝关节轻度肿胀，关节活动受限，日常生活活动中梳洗、洗澡、穿裤子、上厕所均需坐着进行，步行则需双拐辅助，不能独立完成上下楼梯活动。

假如你是一名老年健康评估者，该为杨大爷进行哪些评估？

一、日常生活活动障碍初步观察

日常生活活动能力可不借助于特殊工具或复杂的量表评估，也可以通过日常生活的表现进行简单观察进行初步的判断，不仅能大致观察到基础性日常生活活动，而且也能初步观察到交流、家务、健康管理、外出、作息时间安排、公共设施利用等工具性日常生活活动的基本情况。日常生活活动障碍的常见表现见表3-1。

表3-1 日常生活活动障碍的常见表现

日常生活活动能力内容	障碍表现
起居	不能翻身、起坐、移动困难
进食	不能握餐具，吞咽困难
排泄	大、小便失禁
洗漱	不能拿毛巾、牙刷、梳子

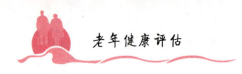

续表

日常生活活动能力内容	障碍表现
沐浴	不能拿毛巾搓澡
更衣	不能完成穿、脱衣服动作
交流	不能听、说、读、写
家务	不能拖地、烹饪、打扫卫生
健康管理	不能按时服药
外出	不能上下台阶、不能乘坐公共交通工具
作息时间安排	作息时间反常
公共设施利用	不能去社区、邮局、银行办事

二、Barthel 指数评估与应用

日常生活活动能力评估是老年健康评估非常重要的一项内容,最为常用的评估日常生活活动能力量表为 Barthel 指数评定量表(Barthel Index,BI)和改良 Barthel 指数评定量表(Modified Barthel Index,MBI)。BI 和 MBI 指数评定简单,操作性强,可信度高,灵敏度也高,是目前临床上应用最广、研究最多的日常生活活动能力的评定方法。这两个量表不仅在康复医学中被广泛使用,在养老服务领域的健康评估中也大量使用。

1. Barthel 指数评定内容及评分标准

Barthel 指数评定内容及评分标准见表 3-2。

表 3-2 Barthel 指数评定内容及评分标准*

项目	分类	评分
进食	依赖;	0
	需要部分帮助:能独自吃任何食物,但需要帮助搅拌、夹菜、切分面包等;	5
	自理:能使用必要的辅助器具,完成整个进食过程	10
穿衣	依赖;	0
	需要帮助:在适当的时间内或指导下,能完成至少一半的工作;	5
	自理:能独立穿脱各类衣服、鞋(系、解纽扣,关、开拉锁,穿、脱鞋等)	10
大便控制	失禁或不失禁、但可能昏迷;	0
	偶尔失禁:每周≤1 次,或在帮助下需要使用灌肠剂、栓剂或器具;	5
	能控制:在需要时,可以独立使用灌肠剂或栓剂	10
小便控制	失禁:需他人导尿或无失禁,但可能昏迷;	0
	偶尔失禁:每 24 小时≤1 次,每周>1 次;或需器具的帮助;	5
	能控制:在需要时,能使用集尿器并清洗	10

续表

项目	分类	评分
上厕所	依赖； 需部分帮助：穿脱裤子、清洁会阴或保持平衡时需要帮助； 自理：能独立进出厕所	0 5 10
上下楼梯	依赖； 需要帮助：在语言指导下或体力帮助下，上或下一层楼； 自理：在辅助器具的帮助下独立完成上或下一层楼	0 5 10
修饰	依赖或需要帮助； 自理：可独立完成洗脸、刷牙、梳头、剃胡须等动作	0 5
洗澡	依赖或需要帮助； 自理：能独立安全进出浴池，完成洗澡过程	0 5
转移	依赖：不能坐起，或使用提升机； 需大量帮助：能坐起，但需两个人帮助； 需少量帮助：需言语指导、监督或一个人帮助； 自理：能独立进行轮椅/床、轮椅/椅子、轮椅/坐便器之间的转移	0 5 10 15
行走	依赖：不能行走； 需大量帮助：可使用轮椅行走45 m及进出厕所； 需少量帮助：可在指导、监督或轻微协助下，行走45 m以上； 自理：可独立行走45 m以上（可以使用助行器）	0 5 10 15

注："＊"表示此表用来评定日常生活活动能力，可以在不同阶段对老年人日常生活活动能力进行评价。以老年人日常生活活动实际表现作为评价依据，而不以老年人可能具有的能力为准。

2. Barthel 指数评定结果

正常100分，完全自理。

≥60分，生活基本自理。

41～59分，中度功能障碍，生活需要帮助。

21～40分，重度功能障碍，生活依赖明显，需要很大帮助。

≤20分，极重度功能障碍，生活完全依赖。

在上述案例中，若杨大爷在穿衣、上厕所、大小便控制项分别得分为5分，评定结果为80分，根据Barthel指数评分标准，请问杨大爷目前的基础性日常生活能力处于哪个状态？

> **知识拓展**
>
> Barthel 指数评定量表和改良 Barthel 指数评定量表的内容和应用方法容易混淆。Barthel 指数评定量表从 1955 年开始就在美国马里兰州的部分医院中使用,主要针对一些慢性患者的 ADL 能力进行评定,1965 年,美国学者 Mahoney 和 Barthel 正式发表 Barthel 指数评定量表。改良 Barthel 指数评定量表由 Shah 等专家于 1989 年在 Barthel 指数评定量表的基础上改良而来,其分级更细,适用性更强,但是评估所需时间也越长。当前,两种量表根据使用者、使用目的、使用对象的不同,都在广泛应用。

三、改良 Barthel 指数评估与应用

改良 Barthel 指数评定量表的评定标准分级比 Barthel 指数评定量表更加详细。一般在卫生机构中更常应用改良 Barthel 指数评定量表,而在养老服务机构中更常应用 Barthel 指数评定量表。

1. 改良 Barthel 指数评定量表主要内容

改良 Barthel 指数评定量表见表 3-3。

表 3-3 改良 Barthel 指数评定量表

日常生活活动项目	完全依赖 1 级	最大帮助 2 级	中等帮助 3 级	最小帮助 4 级	完全独立 5 级
修 饰	0	1	3	4	5
洗 澡	0	1	3	4	5
进 食	0	2	5	8	10
上 厕 所	0	2	5	8	10
穿 衣	0	2	5	8	10
大便控制	0	2	5	8	10
小便控制	0	2	5	8	10
上下楼梯	0	2	5	8	10
床椅转移	0	3	8	12	15
平地行走	0	3	8	12	15
坐轮椅*	0	1	3	4	5

注:*表示仅在不能行走时才评定此项。

知识链接

Barthel 指数评定量表评定时分级有 2 级（0 分，5 分）、3 级（0 分，5 分，10 分）和 4 级（0 分，5 分，10 分，15 分）。BMI 评定时都分为 5 级，但每 1 级的分值随该项目的分值大小而改变，不同的级别代表了不同程度的独立能力，最低的是 1 级，而最高是 5 级。级数越高，代表独立能力越高。

改良 Barthel 指数评定量表的 5 级说明：①完全依赖别人完成整项活动。②某种程度上能参与，但在整个活动过程需要别人提供协助才能完成。注："整个活动过程"是指有超过一半的活动过程。③能参与大部份的活动，但在某些过程中仍需要别人提供协助才能完成整项活动。注："某些过程"是指一半或以下的工作。④除了在准备或收拾时需要协助，患者可以独立完成整项活动；或进行活动时需要别人从旁监督或提示，以策安全。注："准备或收拾"是指一些可在测试前后处理的非紧急活动过程。⑤可以独立完成整项活动而无须别人在旁监督、提示或协助。

2. 改良 Barthel 指数评估量表应用方法

改良 Barthel 指数评估量表评分说明见表 3-4。

表 3-4　改良 Barthel 指数评估量表评分说明

项目	评分	说明	注意事项
1. 进食 用合适的餐具将食物从容器中送到口中，整个过程包括咀嚼和吞咽	0 分	完全依赖别人的帮助才能进食	先决条件：患者有合适的座椅或有靠背支撑，食物放置在患者能伸手可及的桌子上。 进食方式：嘴进食或使用胃管进食。 准备或收拾活动：如戴上及取下进食辅助器具 考虑因素：患者进食时如出现吞咽困难、呛咳，则应被降级；不需要考虑患者在进食时身体是否能保持平衡，但若安全受到影响，则应被降级；胃管进食的过程不需要考虑插入及取出胃管
	2 分	在某种程度上能使用餐具，通常是勺子或筷子，但在进食的整个过程中需要别人协助	
	5 分	能使用餐具，通常是勺子或筷子，但在进食的某些过程仍需要别人协助	
	8 分	除了在准备或收拾时需要协助，患者可以自行进食；或在进食过程中需要有人从旁监督或提示，以保证安全	
	10 分	可自行进食，不用别人在场监督、提示或协助	

续表

项目	评分	说明	注意事项
2. 洗澡 洗澡包括清洁、冲洗及擦干由颈至脚的部位	0 分	完全依赖别人的帮助才能洗澡	先决条件：患者在浴室内进行测试，所有用具都应放在浴室内。 洗澡方法：盆浴（浴缸）、淋浴（花洒）、抹身、用桶或盆、冲凉椅或浴床。 准备或收拾活动：如在洗澡前后准备或更换清水，开启或关闭热水器。 考虑因素：包括在浴室内的体位转移或步行表现，但不需要考虑进出浴室的步行表现；不包括洗头、携带衣物和应用物品进出浴室及洗澡前后穿脱衣物
	1 分	在某种程度上能参与活动，但在整个活动的过程中需要别人协助才能完成	
	3 分	能参与大部分活动，但在某些过程中仍需要别人协助才能完成整项活动	
	4 分	除了在准备或收拾时需要协助外，患者可以自行洗澡；或在洗澡过程中需要别人从旁监督或提示，以保证安全	
	5 分	患者可用任何适当的方法自行洗澡，不需要别人在场监督、提示或协助	
3. 个人卫生 包括洗脸、洗手、梳头、保持口腔清洁，含假牙齿、剃胡须（适用男性）及化妆（适用有需要的女性）	0 分	完全依赖别人的帮助才能处理个人卫生	先决条件：患者在设备齐全的环境下进行测试，所有用具都须伸手可及，如电动剃须刀已通电，并插好刀片。 活动场所：床边、洗漱盆旁边或厕所内。准备或收拾活动：如事前将一盆水放在床边或过程中更换清水；事先用轮椅将患者推到洗漱盆旁边；准备或清理洗漱的地方；戴上或取下辅助器具。 考虑因素：不用考虑进出厕所的步行表现；化妆只适用于平日需要化妆的女士；梳洗不包括设计发型和编结发辫
	1 分	在某种程度上能参与活动，但在整个活动的过程中需要别人协助才能完成	
	3 分	能参与大部分活动，但在某些过程中仍需要别人协助才能完成整项活动	
	4 分	除了在准备或收拾时需要协助外，患者可以自行处理个人卫生；或过程中需要别人从旁监督或提示，以保证安全	
	5 分	患者可自行处理个人卫生，不需要别人在场监督、提示或协助。男性患者可自行剃胡须，而女性患者可自行化妆及整理头发	

续表

项目	评分	说明	注意事项
4. 穿衣 包括穿上、脱下及扣好衣物；有需要时也包括系腰带、装假肢及矫形器	0分	完全依赖别人的协助穿衣	先决条件：所有衣物必须放在伸手可及的范围。 衣物的种类：衣、裤、鞋、袜及有需要时包括腰带、假肢及矫形器；可接受改良过的衣服，如将鞋带换成魔术贴；不包括穿脱帽子、胸带、皮带、领带及手套准备或收拾活动；例如：穿衣后将纽扣扣上或拉链拉上，穿鞋后把鞋带系好；到衣柜或抽屉里拿取衣物将不做评级考虑
	2分	在某种程度上能参与活动，但在整个活动过程中需要别人协助才能完成	
	5分	能参与大部分活动，但在某些过程中仍需要别人协助才能完成整项活动	
	8分	除了在准备或收拾时需要协助外，患者可以自行穿衣；或过程中需要有人从旁监督或提示，以保证安全	
	10分	自行穿衣而不用别人监督、提示或协助	
5. 肛门控制（大便控制） 能完全地控制肛门或有意识地防止大便失禁	0分	完全大便失禁	其他方法：肛门造瘘口或使用纸尿裤 考虑因素："经常大便失禁"是指每个月中有超过一半的时间出现失禁，"间中大便失禁"是指每个月中有一半或以下的时间出现失禁，"偶尔大便失禁"是指每月有不多于一次的大便失禁。评级包括保持身体清洁及有需要时使用栓剂或灌肠器，把衣服和附近环境弄脏将不做评级考虑，若患者长期便秘而需要别人定时帮助排便，其情况应视为大便失禁。患者若能自行处理造瘘口或使用纸尿裤，应视为完全没有大便失禁。若造瘘口或纸尿裤发出异味而患者未能及时更换造瘘袋，其表现应被降级
	2分	在摆放适当的姿势和诱发大肠活动的技巧方面需要别人协助，并经常大便失禁	
	5分	患者能采取适当的姿势，但不能运用诱发大肠活动的技巧；或在清洁身体及更换纸尿裤方面需别人协助，偶尔大便失禁	
	8分	偶尔出现大便失禁，患者在使用栓剂或灌肠器时需要监督；或需要定时有人从旁提示，以防大便失禁	
	10分	没有大便失禁现象，在需要时患者可自行使用栓剂或灌肠器	

续表

项目	评分	说明	注意事项
6. 膀胱控制（小便控制）能完全地控制膀胱或有意识地防止小便失禁	0分	完全小便失禁	其他方法：内置尿管、尿套或使用纸尿裤
	2分	经常小便失禁	
	5分	通常在日间能保持裤子干爽但晚上小便失禁，并在使用内用或外用辅助器具时需要别人协助	
	8分	通常能整天保持裤子干爽但间中出现失禁；或在使用内用或外用辅助器具时需要监督；或需要有人定时从旁提示，以防小便失禁	
	10分	没有小便失禁或在需要时，患者也可自行使用内用或外用辅助工具	
7. 上厕所 包括在厕盆上坐下及站起，脱下及穿上裤子，防止弄脏衣物及附近环境，使用厕纸和用后冲厕	0分	完全依赖别人的帮助才能上厕所	先决条件：患者在设备齐全的厕所内进行测试，厕纸应伸手可及。上厕所设备：尿壶、便盆、便椅、尿管、纸尿裤、痰盂、坐厕或蹲厕。准备或收拾活动：如上厕所前后准备、清理或清洗上厕所设备。考虑因素：包括在厕所内的体位转移或步行表现，但无须考虑进出厕所的步行表现。可接受使用辅助器具，如助行器及扶手，不需要考虑患者是否能表达上厕所需要，但如果患者把洗脸盆、漱口盆误作上厕所的设备，其表现应被降级
	2分	在某种程度上能参与活动，但在整个活动的过程中需要别人协助才能完成	
	5分	能参与大部分活动，但在某些过程中仍需要别人协助才能完成整项活动	
	8分	除了在准备或收拾时需要协助外，患者可以自行上厕所；或过程中需要有人从旁监督或提示，以保证安全	
	10分	患者可用任何适当的方法自行，而不需要别人在场监督、提示或协助。如有需要，患者也可在晚间使用便盆、便椅或尿壶。此类方法需包括将排泄物倒出并把器皿清洗干净	

续表

项目	评分	说明	注意事项
8. 床椅转移 能将轮椅移至床边,把刹掣锁紧及拉起脚踏,然后将身体转移到床上并躺下。再坐回床边(在有需要时可移动轮椅的位置),并将身体转移坐回轮椅上	0 分	完全依赖或需要两人从旁协助或要使用机械装置来帮助转移	其他转移方法:由便椅转移到床上,由坐椅转移到床上。 准备或收拾活动:如测试前将椅子的位置移好至某个角度。 考虑因素:包括移动椅子到适当的位置,可利用辅助器具,如床栏、椅背而不被降级
	3 分	某种程度上能参与活动,但在整个活动过程中需要别人协助才能完成	
	8 分	能参与大部分的活动,但在某些过程中仍需要别人协助才能完成整项活动	
	12 分	除了在准备或收拾时需要协助外,患者可以自行转移;或过程中需要有人从旁监督或提示,以保证安全	
	15 分	自行转移来回于床椅之间,并不需要别人从旁监督、提示或协助	
9. 行走 应可在平地上步行 50 m。患者在有需要时可戴上及除下矫形器或假肢,并能适当使用助行器	0 分	完全不能步行	考虑因素:需要时可用助行器而不被降级,评级包括要将助行器摆放在适当的位置
	3 分	在某种程度上能参与活动,但在整个活动过程中需要别人协助才能完成	
	8 分	能参与大部分活动,但在某些过程中仍需要别人协助才能完成整项活动	
	12 分	可自行步行一段距离,但不能完成 50 m;或在此过程中需要有人从旁监督或提示,以保证安全	
	15 分	可自行步行 50 m,并不需要别人从旁监督、提示或协助	

续表

项目	评分	说明	注意事项
10. 操作轮椅（代替步行）	0分	完全不能操控轮椅	先决条件：此项目只适用于在项目9行走中被评为"完全不能步行"的患者，而此类患者必须曾接受过轮椅操控训练； 准备或收拾活动：如在狭窄的转角处移走障碍物
	1分	可在平地上自行推动轮椅并移动短距离，但在整个活动的过程中需要别人协助才能完成	
	3分	能参与大部分的轮椅活动，但在某些过程中仍需别人协助才能完成整项活动	
	4分	可驱动轮椅前进、后退、转弯及移至桌边、床边或厕所等，但在准备及收拾时仍需要别人协助；或过程中需别人从旁监督或提示，以保证安全	
	5分	可完全自行操控轮椅并移动至少50 m，并不需要别人从旁监督、提示或协助	
11. 上下楼梯 指可安全地在两段各有8级的楼梯上来回行走	0分	完全依赖别人的协助上下楼梯	先决条件：患者可步行； 准备或收拾活动：如将助行器摆放在适当的位置； 考虑因素：可接受使用扶手和助行器而无须被降级
	2分	某种程度上能参与活动，但在整个活动过程中需要别人协助才能完成	
	5分	能参与大部分活动，但在某些过程中仍需别人协助才能完成整项活动	
	8分	患者基本上不需别人协助，但在准备及收拾时仍需协助；或过程中需要有人从旁监督或提示，以保证安全	
	10分	患者可在没有监督、提示或协助下，安全地在两段楼梯上下。有需要时，患者可使用扶手及助行器（不带轮）	

3. 评定结果

与 Barthel 指数评定结果完全一致，此处不再赘述。

任务二 工具性日常生活活动能力评估

一、功能活动问卷评估应用

1. 功能活动问卷评估的主要内容

功能活动问卷（Functional Activities Questionnaire，FAQ）是 Pfeffer 在 1982 年提出的，并在 1984 年进行了修订。其主要用于更好地发现和评价功能障碍不太严重的老年患者，即早期或轻度认知障碍患者。该问卷常在社区调查或门诊工作中应用，研究社区老年人的独立性和轻症老年痴呆。功能活动问卷在工具性日常生活活动（IADL）评估中效度最高，而且所有评定项目均为日常生活活动内容，故在评定日常生活活动时应为首选。功能活动问卷由被评估者的配偶、子女、密友或者亲属完成。

> **学习园地**
>
> 王大妈，65岁，离异，育有一女。其有高血压病史15年，糖尿病史20年。1年前因脑卒中后左侧肢体偏瘫，同时还有失语症状，但可理解他人说话，认知功能良好。目前生活基本自理，使用拐杖步行。王大妈平时喜欢绘画、下棋，时常关注国家大事，生病后由于失语而一度焦虑、抑郁。由于老年人有强烈的康复诉求，希望能回归社会并参加适当的社会活动，现进入社区康复中心进行进一步的康复训练。
>
> 假如你是一名老年健康评估者，根据老年人的受教育背景及其康复诉求，除了对老年人进行日常生活活动评估外，还应进行哪些评估？

2. 功能活动问卷评估应用的方法

功能活动问卷列出了10项常见活动项目，见表3-5。请阅读每一项活动下面的选项，然后选择一项最能描述被评估者目前能力的表述。选项应该适用于被评估者的能力情况，而不是评估者理解的。评估时请不要遗漏任何一项活动，并在每一项活动下面选择一个选项。

表3-5 功能活动问卷

活动项目	选项	得分
1. 支付账单、结算账单、保存财务记录	A. 完全依赖或几乎完全依赖他人 B. 经常需要他人（亲属、朋友、同事、银行工作人员）的建议或帮助，但在这之前是不需要的 C. 能独立完成，但比过去更困难或者做得不是很好 D. 可独立完成活动 E. 从未做过，并且独立完成也显得十分困难 F. 以前不常做，但需要做的话稍加练习就可独立完成	
2. 编制社会保险表格、处理业务或文件、整理税务记录	A. 完全依赖或几乎完全依赖他人 B. 相对过去需要他人更多的建议或帮助 C. 能独立完成，但比过去更困难 D. 可独立完成活动 E. 从未做过，即使练习后要完成活动也显得十分困难 F. 不常做，但若需要做，也能独立完成	
3. 独自买衣服、日用品和杂货	A. 完全依赖或几乎完全依赖他人 B. 经常需要他人的建议和帮助 C. 能独立完成，但比过去更困难或者做得不是很好 D. 可独立完成活动 E. 从未做过，并且独立做显得十分困难 F. 不常做，但若要做也能正常完成	
4. 玩技巧性游戏，如桥牌、游戏、象棋或者绘画、摄影、木工、集邮等	A. 几乎不能或者有很大的困难 B. 需要他人建议，或者对手让步 C. 能独立完成，但比过去更困难或者不是很熟练 D. 可独立完成活动 E. 从未做过，并且独立完成显得十分困难 F. 不常做，但若要做也能正常完成	
5. 烧水、冲咖啡或泡茶，然后关掉燃气灶	A. 完全依赖或几乎完全依赖他人 B. 需要他人提供建议，否则经常会出现问题（如烧干锅、忘记关掉燃气灶） C. 能独立完成，但是偶尔会出现问题 D. 可独立完成活动 E. 从未做过，并且独立完成也显得十分困难 F. 不常做，但若要做，也能正常完成	

续表

活动项目	选项	得分
6. 准备膳食，如鸡肉或鱼、蔬菜、甜点	A. 完全依赖或几乎完全依赖他人 B. 经常需要他人建议否则经常出现问题（如烧干锅、忘记如何做菜） C. 能独立完成，但会更困难（如因为完成活动困难，多数时候会改成吃速冻食品） D. 可独立完成活动 E. 从未做过，即使经过稍加练习后再做也会显得十分困难 F. 不常做，但若要做，也能正常完成	
7. 关注社区或国家大事	A. 不关注，或者不记得外面发生的事情 B. 对重大事件有自己的观点（如对重大新闻事件或体育事件的评论） C. 对时事的关注或了解比过去少了一些 D. 可独立完成活动 E. 从未太关注过时事并且独立完成也显得十分困难 F. 从未太关注过，但尝试做时，可以做得很好	
8. 关注、理解和讨论1小时的电视节目的情节或主题；能够在书籍或杂志中有所收获	A. 不记得，或者对所看、所读到的东西感到困惑 B. 能够理解所看、所读的大意、特点和特性，但是一会儿又忘了；抓不住所看的主题或者没有自己的观点 C. 注意力、记忆力比过去差，不太能捕捉到幽默和微妙的观点 D. 可独立完成活动 E. 从未太关注或读过电视评论，并且独立完成此项活动也显得十分困难 F. 从未关注或阅读过时事，但是尽力阅读可以从中得到一些收获	
9. 能够记住约会、计划、家务、汽车修理、家庭聚会（如生日或者其他纪念日），假期以及用药	A. 完全依赖他人 B. 有时需要提醒（需要提醒的次数比过去或大部分人多） C. 能独立完成，但是严重依赖笔记、日历和计划 D. 可独立完成活动 E. 从未关注过约会、用药、家庭活动，并且独立完成此项活动也很困难 F. 过去未关注过上述事情，但是尝试做时，可以做得很好	

续表

活动项目	选项	得分
10. 外出旅游：开车、步行、安排搭乘或换乘公共汽车、火车、飞机的路线	A. 完全或者几乎完全依赖他人 B. 可以在自己的小区里四处走动，但在小区外会迷路 C. 外出时比过去有更多的小状况（如偶尔会迷路、失去信心，不能找到车等），但一般情况下还是很好的 D. 可独立完成活动 E. 很少开车或者很少独自外出，并且查找公交路线或者做类似的事情比较困难 F. 过去未经常独自外出，但也可以做得很好	

3. 评分标准及说明

依赖 = 3 分；需要帮助 = 2 分；有困难但能独立完成 = 1 分；正常 = 0 分；从未做过但现在做有困难 = 1 分；从未做过但现在可以做 = 0 分。

功能活动问卷评定分值越高障碍越重，功能活动问卷得分 < 5 分为正常，功能活动问卷得分 ≥ 5 分表示该患者在家庭和社区中生活不能完全自理，但并不等于失智症，仅说明社会功能有问题，尚需进一步临床检查确定。

在评定以上内容时，需要注意老年人在发病前是否做过此类活动，如下棋、买衣服等，以便客观综合地评分。

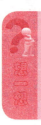

用功能活动问卷对王大妈进行评估，评估的主要目标是什么？在日常生活活动能力的基础上，进行工具性日常生活活动能力评估，工具性日常生活活动能力评估对王大妈的社会参与活动会带来什么影响？

二、Lawton 日常生活活动能力评估应用

1. Lawton 日常生活活动能力评估主要内容

Lawton 日常生活活动能力量表是在 1969 年由美国的 Lawton 和 Brody 制定的，共十四项，包括两部分内容：一是躯体生活自理量表（Physical Self-Maintenance Scale，PSMS）共 6 项：上厕所、进食、穿衣、梳洗、行走和洗澡；二是工具性日常生活活动能力量表，共八项，具体见表 3-6。Lawton 日常生活活动能力量表中的 IADL 应用程度更高。

工具性日常生活活动需要较高的功能水平才能完成，而在疾病的中晚期和晚期患者基础性日常生活能力就会减退，工具性日常生活活动能力出现减退的年龄更早。实现工具性日常生活活动需要精神和身体的完好，所以工具性日常生活活动能力量表主要测量情感、认知、身体上的功能损伤。因此，在评分时应基于患者能够做什么以及如何完成的而不是正在做什么。

项目三　日常生活活动能力评估

表 3-6　工具性日常生活活动能力量表

活动项目	评分标准		评定结果
1. 使用电话的能力	• □3 独立使用电话，含查电话簿、拨号等 • □2 仅可拨熟人的电话 • □1 仅会接电话，不会拨电话 • □0 完全不会使用电话	1 1 1 0	勾选1或0者，列为失能项目
2. 上街购物	• □3 独立完成所有购物需求 • □2 独立购买日常小商品 • □1 每一次上街购物都需要有人陪 • □0 完全不会上街购物	1 0 0 0	勾选1或0者，列为失能项目
3. 食物烹饪	• □3 能独立计划、烹煮和摆设一顿适当的饭菜 • □2 如果准备好一切佐料，会做一顿适当的饭菜 • □1 会加热已做好的饭菜 • □0 需要别人把饭菜煮好、摆好	1 0 0 0	勾选0者，列为失能项目
4. 做家务	• □4 能做家务，对于繁重的家务偶尔需要别人的帮助 • □3 能做较简单的家务，如洗碗、铺床、叠被 • □2 能做家事，但不能达到可被接受的整洁程度 • □2 所有的家务都需要别人的帮助 • □1 完全不会做家务	1 1 1 1 0	勾选1或0者，列为失能项目
5. 洗衣服	• □3 独立清洗自己的衣物 • □2 清洗小件衣物 • □1 完全依赖他人	1 1 0	勾选0者，列为失能项目
6. 外出活动	• □4 能够自己开车或独立乘坐公共交通工具 • □3 能够自己搭乘出租车但不会乘坐公共交通工具 • □2 当有人陪同或帮助时可乘坐公共交通工具 • □1 当有人帮助时可乘坐出租车或汽车 • □0 完全不能出门	1 1 1 0 0	勾选1或0者，列为失能项目
7. 服用药物	• □2 能够按时准确独自服用药物 • □1 可自行服用准备好的单独包装的药物 • □0 不能自己分配药物	1 0 0	勾选1或0者，列为失能项目
8. 处理财务的能力	• □2 可以独立处理财务（如做预算，支付账单，去银行），记录收入情况 • □1 可以处理日常购物事宜，但在银行交易或购买大件商品时需要别人的帮助 • □0 不能处理钱财	1 1 0	勾选0者，列为失能项目
注：上街购物、外出活动、食物烹饪、家务维持、洗衣服5项中有3项以上需要帮助者即为轻度失能。			

2. Lawton日常生活活动能力评估应用方法

（1）在14项活动中，1分：自己完全可以做；2分：有些困难；3分：需要帮助；4分：根本无法做。总分最低为14分，表示完全正常；＞14分有不同程度的功能下降；总分最高为56分，单项分1为正常，2~4分为功能下降，凡有2项或2项以上≥3分，或总分≥22分，为功能明显障碍。评分结果显示患者目前的功能情况，可反映出功能改善或恶化的情况。该量表对处于疾病早期患者的疾病水平和自我照护能力的评估是非常有价值的。

（2）注意事项。评定时按表格顺序逐项询问，如被评估者因故不能回答或不能正确回答（如痴呆或失语），则可根据家属、护理人员等知情人的观察而评定。

学中做

两人一组，完成以下任务并讨论结果。

1. 用功能活动问卷和Lawton日常生活活动能力评估量表分别对王大妈进行评估。
2. 比较分析问卷和评估量表的异同点。
3. 作为评估人员，应根据什么条件选择评估量表？

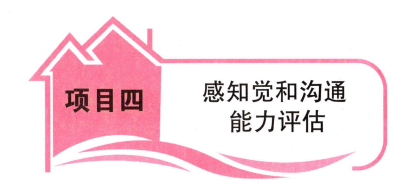

项目四 感知觉和沟通能力评估

【知识目标】

◇ 了解引起感知觉及沟通交流障碍的原因。
◇ 理解老年人出现感知觉及沟通交流障碍后的各项生活问题。
◇ 掌握老年人感知觉障碍和沟通交流能力的相关评估方法。

【能力目标】

◇ 能运用相关评估方法评估老年人感知觉障碍和沟通能力情况。
◇ 对于老年人感知觉障碍和沟通能力下降的情况,应采取适当干预措施延缓进程。

【素质目标】

◇ 培养学员良好的观察能力和沟通能力,及时发现老年人的不适并与老年人无障碍沟通。
◇ 针对老年人感知觉和沟通交流障碍提供适当帮助,使老年人能享受高质量晚年生活。

任务一 视觉评估

一、视觉功能

老年性视力下降是因年老视觉器官老化或眼疾等，在一定距离分辨物体细节能力减退的现象。有关研究指出，在老年人中，视觉器官老化导致视力减退者为47.9%。除了生理性退化以外，老年人视力下降还有很多病理性原因，比如白内障、黄斑病变、青光眼等。致盲原因首位疾病为白内障。在感觉器官接收到的外界信息中，85%以上是依靠眼睛获得的，所以，老年期发生的视觉障碍使老年人视觉功能下降，影响了日常生活维持、外界信息获取、相互交流等的进行。此外，老年人由于分辨远近物体相对距离（深度视觉）的能力下降，导致判断台阶或地砖高度失误而容易摔倒。

二、视力评估流程

视力评估流程如图4-1所示。

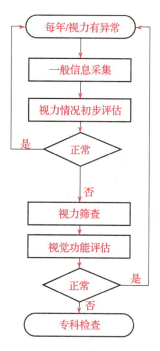

图4-1 视力评估流程

三、视力评估方法

1. 一般信息采集

一般信息包括姓名、性别、年龄、外伤史、全身及眼部用药史、慢性病史、烟酒史、遗传病史等。信息采集完毕应及时录入档案系统保存。

2. 视力情况初步评估与应用

老年人视力障碍的评估不需要借助于特殊工具或复杂的量表，通过了解日常生活情况也可以进行初步判断，见表4-1。

表4-1 视力情况初筛表

姓名： 性别： 年龄： 诊断： 日期：

序号	评估内容（可佩戴眼镜）	选项	
1	您走路困难吗？	是	否
2	您看东西困难吗？		

续表

序号	评估内容（可佩戴眼镜）	选项
3	您阅读困难吗？	
4	您看电视困难吗？	
5	您开车困难吗？	
6	您日常生活困难吗？	
7	您用单只眼看东西清楚吗？	
8	您看东西发生变形吗？	
9	您眼睛有胀疼同时看东西模糊不清吗？	

备注：经询问，若回答是；或对老年人视力（眼）健康有疑问者则进行视力筛查。

3. 视力筛查与应用

视力情况初步筛查后对于视力（眼）健康有疑问者，进行进一步视力筛查，具体方法如下。

（1）视力快速筛查方法见表4-2。

表4-2 视力快速筛查方法

姓名：　　　　性别：　　　　年龄：　　　　诊断：　　　　日期：

序号	评估内容（可佩戴眼镜）	评分
1	能看清书报上的标准字体	0
2	能看清楚大字体，但看不清书报上的标准字体	1
3	视力有限，看不清报纸大标题，但能辨认物体	2
4	辨认物体有困难，但眼睛能跟随物体移动，只能看到光、颜色和形状	3
5	没有视力，眼睛不能跟随物体移动	4

备注：1. 若平日带老花镜或近视镜，应在佩戴眼镜的情况下进行评估。
　　　2. 推荐评价标准：0分，视力正常；1分，低视力；2~3分，盲；4分，完全失明。

（2）视力表检查：视力表是用于测量视力的图表。国内使用的视力表有国际标准视力表、对数视力表、兰氏环形视力表。视力表从功能上分有近视力表、远视力表。

4. 视觉功能评估与应用

视觉功能评估重点筛查视力、视野等功能，具体方法如下。

（1）视功能评估方法见表4-3。

表 4-3 视功能评估方法

姓名：　　　　性别：　　　　年龄：　　　　诊断：　　　　日期：

序号	筛查项目	评估方法
1	阅读、行走和看电视时，觉得吃力	0 分 = 是　1 分 = 否
2	看东西时觉得实物被遮挡或实物有缺损	0 分 = 是　1 分 = 否
3	看东西时实物变形、扭曲	0 分 = 是　1 分 = 否
备注：1. 总分为 3 分。≤1 分，视功能差；2 分：视功能较差；3 分，视功能良好。 2. 如第 1 项回答为"是"，说明视力有问题，应考虑是否有白内障等病变；如第 2 项回答为"是"，说明视力、视野有问题，应考虑是否存在白内障、青光眼等病变；如第 3 项回答"是"，应考虑是否存在黄斑变性和视网膜病变。		

（2）Amsler 方格表检查（图 4-2）：方格表放在视平线 30 cm 的距离，光线要清晰、平均；如有老花或近视者，需佩戴原有眼镜进行测试；用手盖住左眼，右眼凝视方格表中心黑点；重复以上步骤，检查左眼。当凝视中心黑点时，发现方格表中心区域出现空白、变形或缺失，则考虑可能存在黄斑病变。

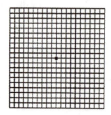 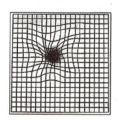

图 4-2　Amsler 方格表

5. 专科检查

视力筛查与视觉功能评估仅对有无视力障碍进行初筛，并不会加重跌倒等老年综合征发生的概率。如上述检查有问题则需要进行眼科专科检查。

学习园地

张阿姨，女性，68 岁，汉族，因"视物模糊半年"，由家属陪同前往某医院眼科就诊，被医生诊断为白内障。进行手术治疗后，出院回家休养，已拆除伤口敷料。张阿姨每日自行读报纸、穿衣、洗澡、上厕所、吃饭，而买菜、做饭、做家务、串门看望朋友则需要女儿陪同协助，目前情绪比较平稳。
1. 你认为张阿姨目前的视功能情况是否可以生活自理？
2. 张阿姨手术后的视力情况是否对生活质量产生了影响？

四、视功能生存质量

白内障（尤其是老年性白内障），是最常见的眼病之一，占致盲眼病的 25%~50%。

项目四 感知觉和沟通能力评估

老年性白内障，从初起到完全成熟，时间长短不一，少则数月，老年人可达数年，甚至数十年，也有可能停止到某一个阶段，不继续恶化。治疗白内障最有效的方法是手术，通过手术治疗绝大多数患者能恢复视力。在眼科领域，视功能生存质量作为评价白内障手术干预效果的工具也得到越来越多的重视。

> **知识链接**
>
> 视功能生存质量量表是由印度的 Aravind 眼科医院开发完成的分为两部分，即视功能调查量表和生存质量量表。视功能量表是从较长的 VAQ 问卷（Vision Activities Questionnaire）中挑选有代表性的条目，经过语言修改，以适合发展中国家的实际情况，而且在此基础上，该量表中还增加了远视力和近视力条目以及对日常活动限制的内容。视功能生存质量量表作为评价白内障手术干预效果的工具，越来越多地被应用在临床工作中。

视功能生存质量指标是评价眼科治疗和服务的有力工具，可以提供临床指标，但不能反映的信息，见表 4-4 和表 4-5。

表 4-4 视功能调查量表

姓名： 性别： 年龄： 诊断： 日期：

我要问一些您视（眼）力的问题。对于每个问题，我说出 4 种答案，请挑选一个最符合您实际情况的答案				
1. 一般来讲您认为您的视（眼）力情况是： （如果您戴眼镜，请告诉我戴眼镜后的情况）	很好 1	好 2	一般 3	差 4
	一点也不难	有点难	比较难	很难
2. 您的视（眼）力对您的日常生活限制有多大	1	2	3	4
3. 您看清路对面的人的困难程度是什么？	1	2	3	4
4. 您看清站在您旁边的人脸的困难程度是什么？	1	2	3	4
5. 您看清细小的东西（如您手上的谷粒或手纹）的困难程度是什么？	1	2	3	4
6. 当您一个人向前走路时发现路边的东西的困难程度是什么？	1	2	3	4
7a. 您从亮处来到暗处时，适应暗的环境的困难程度是什么？	1	2	3	4
7b. 您从暗处来到亮处时，适应亮的环境的困难程度是什么？	1	2	3	4
8. 当一种东西和许多东西混在一起时，您找出它的困难程度是什么？（如从饭碗里找到某种您想吃的食物）	1	2	3	4
9. 您辨别颜色的困难程度是什么？	1	2	3	4
10. 当您想拿某样东西（如玻璃杯）时，由于它比您感觉到的要远或近一些，您要拿到它的困难程度是什么？	1	2	3	4

续表

11a. 当您和您要辨认的人都在强光时，您辨认对方的困难程度是什么？	1	2	3	4
11b. 当强光（如迎面开来汽车的灯光）晃您眼时，您看清东西的困难程度是什么？	1	2	3	4

表4-5 生存质量量表

姓名： 　　　性别： 　　　年龄： 　　　诊断： 　　　日期：

在下面问题中，我要问您的视力（眼）对您的日常生活有多大影响。对每个问题我说出4种答案，请您选择一个最符合实际情况的答案

1. 自理：由于视力原因，在无人帮助时，您觉得做下列事情的困难程度是什么？

	一点也不难	稍有一点	比较困难	特别困难	是否有人帮您	
洗澡	1	2	3	4	无=1	有=2
自己吃饭	1	2	3	4	无=1	有=2
穿衣服	1	2	3	4	无=1	有=2
上厕所	1	2	3	4	无=1	有=2

2. 活动：由于视力原因，在无人帮助时，您觉得做下列事情的困难程度是什么？

	一点也不难	稍有一点	比较困难	特别困难	是否有人帮您	
走到邻居家	1	2	3	4	无=1	有=2
出去买东西	1	2	3	4	无=1	有=2
做家务	1	2	3	4	无=1	有=2

3. 社交：由于视力原因，在无人帮助时，您自己做下列事情的困难程度是什么？

	一点也不	稍有一点	相当大	很大
参加婚礼/过节	1	2	3	4
看朋友/亲戚	1	2	3	4

4. 心理：由于视力原因，您是否觉得自己

	完全不是	稍有一点	大部分是	确实是
是别人的负担	1	2	3	4
情绪低落	1	2	3	4
做事无信心	1	2	3	4

结果分析：视功能生存质量量表有两部分：第1部分为视功能调查量表，用来测定视力特异性的生存质量状态，如立体觉、明适应、暗适应等；第2部分为生存质量量表，用于测定包括自理、活动、社交、心理等总体生存质量状态。

（1）视功能调查量表：由 13 个问题组成。测定了以下几个指标：①与视力有关的日常活动限制，问题 2、3、4、5；②周边视野，问题 6；③感觉适应，包括明暗适应、视力寻找、颜色分辨、闪烁适应。反映这个指标的问题包括 7a、7b、8、9、11a、11b；④立体觉，问题 10。

（2）生存质量量表：由 12 个问题组成。其主要测定以下 4 个指标：自理能力（洗澡、自己吃饭、穿衣服和上厕所）；活动能力（走到邻居家、买东西、做家务）；社交能力（参加婚礼、过节日等社交活动、看朋友）；心理情况（认为是别人的负担、情绪低落、做事无信心）。在自理能力和活动能力部分，强调由于视力的原因，并且是在没有人帮助的情况下。

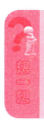

根据视功能生存质量评估结果，应为张阿姨提供哪些居家护理指导，以避免其发生居家负性相关事件？

五、护理要点

1. 调节室内光线

提高照明度能弥补老年人视力下降所造成的部分困难。

2. 指导阅读时间及材料

避免用眼过度，尤其是精细的用眼活动最好安排在上午进行，要科学合理地用眼。

3. 妥善放置物品

帮助老年人熟悉日常用品放置的位置，使用的物品应简单，特征性强，为老年人创造一个物品放置固定、有序的生活环境。

4. 日常生活护理

①多饮水，每次饮水间隔时间为 1~2 h；②限酒、减少含咖啡因食物的摄入量；③保证充足的睡眠；④保持良好均衡的营养；⑤保持一定的运动量。

5. 健康指导

①定期接受眼科检查：指导老年人每年或视力异常时接受一次眼科检查，如果近期自觉视力减退或眼球胀痛伴头痛，应该尽快检查，明确病因。②配镜指导：要根据定期眼科检查的情况，更换适合的眼镜。③滴眼剂的正确使用和保存：用眼药水前清洁双手，用食指和拇指分开眼睑，眼睛向上看，将滴眼剂滴在下穹隆内，闭眼，再用食指和大拇指提起上眼睑，使滴眼剂均匀地分布在整个结膜腔内；滴药时注意滴管不可触及角膜；每种滴眼剂使用前均要了解其性能、维持时间、适应症和禁忌证，检查有无浑浊、沉淀、超过有效期。滴药后应按住内眼角数分钟，防止滴眼剂进入泪小管，吸收后影响循环和呼吸；平时要多备一瓶滴眼剂以备常用滴眼剂遗失时使用；使用周期较长的滴眼剂应放入冰箱的冷藏

室保存，切不可放入贴身口袋。④外出活动指导：多进行户外运动，在光线强烈的户外活动时，宜佩戴抗紫外线的太阳镜。从暗处转到亮处时，要停留片刻，待适应后再行走，反之亦然。⑤预防意外损伤：评估老年人的视力和自理能力，居家安装呼叫铃，发生紧急情况及时呼救。

> **学中做**
>
> 三人为一组，一位扮演张阿姨，另一位扮演张阿姨的家属，还一位扮演居家养老服务部工作人员。
>
> 1. 开始进行情境演示，张阿姨的家属电话联系社区养老服务部，告知张阿姨病情及目前处于居家休养状态，需要社区养老服务部给予居家养老指导。
>
> 2. 居家养老服务工作人员接到电话后，初步了解了张阿姨目前的身体状况，工作时应注意收集到的资料的完整性，做好上门前各项物品的准备。上门后为张阿姨进行视功能和生存质量评估；根据评估结果进行正确的居家护理指导。
>
> 3. 小组成员演示结束后，反思在扮演过程中是否有不足和需要改进的地方，通过反复练习以达到模拟居家护理服务真实场景。

任务二 听觉评估

一、听觉功能

随着年龄增长，老年人听力逐渐下降，这是一种正常生理现象，是由听觉器官衰老所造成的。老年性听力下降不仅会导致听觉言语交流障碍，还能引发虚弱感、孤独感、猜疑感、焦虑、抑郁等精神心理问题和社会隔离现象。近年的研究发现，听力损失还与老年认知功能下降密切相关，更加重了家庭和社会的负担。关注听力损失对老年人群生活质量的影响十分重要，需要全社会给予足够的重视。

二、听力评估流程

听力评估流程如图4-3所示。

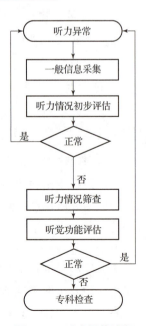

图4-3 听力评估流程

三、听力评估方法

1. 一般信息采集

一般信息包括姓名、性别、年龄、外伤史、噪声暴露史、用药史、慢性病史、烟酒史、遗传病史等。一般信息采集完毕应及时录入档案系统保存。

2. 听力情况初步评估与应用

老年人听力障碍可通过听力自我测试方法进行评估,听力自我测试表见表4-6。

表4-6 听力自我测试表

姓名: 性别: 年龄: 诊断: 日期:

序号	评估内容	选项	
1	是不是觉得别人说话不清楚或声音太轻?	是	否
2	是不是经常听不懂别人说话?	是	否
3	是不是别人总抱怨你把电视或收音机声音开得太大?	是	否
4	是不是在背景有噪声的时候有听力困难?	是	否
5	是不是在餐厅或人多的酒吧很难听清别人说话?	是	否
6	是不是经常需要别人重复之前说过话?	是	否
7	是不是经常说"什么"?	是	否
8	是不是感到接听电话有困难?	是	否
9	是不是有家人或朋友告诉你可能错过了他们的部分谈话内容?	是	否
10	是不是在听别人轻声说话时需要全神贯注?	是	否
11	是不是对高速演讲和意外会话存在理解困难?	是	否
12	是不是难以听到鸟叫、钟表嘀嗒声和门铃声?	是	否
13	是不是发现自己不愿去人多的地方,主要因为已经渐渐不能听懂别人说些什么?	是	否
14	是不是对定位声音有问题?	是	否
15	是不是有时因为不确定别人说什么而答非所问?	是	否
16	是不是经常耳朵嗡嗡响(耳鸣)?	是	否
备注:通过自我听力16个问题的测试评估,可帮助被试发现听力存在的问题。如果老年人有6个以上的症状,需要做进一步的检查与评估。			

3. 听力筛查与应用

听力情况初步评估完毕后,应对于听力存在问题的老年人进行进一步筛查,听力快速筛查方法见表4-7。

表 4-7 听力快速筛查方法

姓名：　　　　　性别：　　　　　年龄：　　　　　诊断：　　　　　日期：

序号	评估内容（可戴助听器）	评分
1	可正常交流，能听到电视、电话、门铃的声音	0
2	在轻声说话或说话距离超过 2 m 时听不清	1
3	正常交流有些困难，需在安静的环境里或大声说话时才能听到	2
4	讲话者大声说话或语速很慢时，才能听见一部分	3
5	完全听不见	4

备注：1. 若平日戴助听器，应在佩戴助听器的情况下进行评估。
　　　2. 推荐评价标准：0 分，听力正常；1 分，听力下降；2~3 分，听力障碍；4 分，完全失聪。

4. 听觉功能评估与应用

(1) 语言检查法：包括耳语试验法和话语试验法。此法简单易用，可以迅速区别听力正常与否，也可大略地了解听力情况和听力障碍性质。例如，耳语试验和话语试验的听距相差悬殊者，为内耳病变。这种差距在老年性耳聋表现尤为明显。中耳病变，则两者差距较小。此法只能测听力的一般情况，难以精确地估计耳聋的程度，因为距离与词汇的选择、各人构语的精确度，以及发声的强度差别很大；检查室隔声的条件，以及环境的安静与否等，都可能影响检查结果。本法一般适用集体体格检查。

①耳语试验法。检查者立于距受检者 6 m 处以简单字句词汇发出耳语声，使受检者复诵，如不能复诵，则可重复一两次，但不可提高语调。如果仍听不到，检查者可逐渐走向受检者，直到能听清并复诵无误为止，记录距离作为分子（如 3 m），以正常听距（一般为 6 m）作为分母，如 4/6、3/6 等，表示听力减退的程度。受检耳的听觉敏度，可以此分数的平方值表示之。例如，耳语检查结果为 3/6，则听觉敏度为 $(3/6)^2 = 1/4$，听力缺损为 3/4。同法再测另一耳。

②话语试验法。如受检者听不到耳语，或只在很近的距离才能听到耳语，则改用话语进行检查，此时听距应增为 12 m，也有增为 20 m。测验与计算方法与耳语试验相同。

进行耳语或话语检查时，词汇的选择应根据不同对象，最好用日常生活中的常用词或数目字。词汇又可分为低音词汇（如面包、报纸、葡萄、肥皂）和高音词汇（如上海、花生、茶叶、汽车）。可用 1、7、77 代表高音，用 2、5、52 代表低音。发耳语时应注意，利用呼气后的肺中残余气体发声；声带不振动，用构语器官发声。

(2) 表测试：在安静室内让评估对象闭目坐于椅子上，两耳分别检测，用手指或耳塞堵住非受检耳道，评估者立于背后，手持机械手表（或拇指与示指捻搓）从 1 m 以外逐渐移向被检查侧耳部，当评估对象听到声音立即示意。同样方法检查对侧耳，比较两耳的检测结果并与评估者的听力比较。听力正常时约在 1 m 处即可听到。记录方法以受检耳听距 (cm)/该表标准听距 (cm) 表示，如 100/100 cm 和 50/100 cm。

5. 专科检查

听力筛查与听觉功能评估只是评估有无听力障碍，如上述检查有问题则需要进行耳科专科检查。

> **学习园地**
>
> 王伯伯，男，75岁，和老伴居住在一起，近半年来常因把电视声音开得过大而被老伴指责；和邻居聊天时也总是需要别人重复说话。为此，王伯伯近期不爱出门，情绪低落，经常乱发脾气。
> 1. 你认为王伯伯听力下降的情况是否可以得到改善？
> 2. 如何帮助王伯伯与他人进行良好的沟通？
> 3. 通过下面的学习，请帮助王伯伯进行恰当的听力障碍自我筛查。

对听觉功能障碍老年人情绪和社会功能评估，可使用老年听力障碍筛查量表，该表用于评价听力障碍对老年人情绪和社会功能影响情况，见表4-8。

表4-8 老年听力障碍筛查量表

姓名：　　　性别：　　　年龄：　　　诊断：　　　日期：

问题	回答		
	会	有时有点	不会
遇到不熟悉的人时，您会因担心听不清楚而感到窘迫（紧张）吗？	0	2	4
听力问题使您在和家人聊天时感到困难（受影响）吗？	0	2	4
别人跟您小声说话的时候，您觉得听起来很困难吗？	0	2	4
听力不好会不会让您感觉自己有缺陷一样？	0	2	4
走亲访友时，您是否因听力不好而感到交往困难？	0	2	4
听力问题会让您经常不愿意参加公众聚会活动吗？	0	2	4
您会因听力不好而和家人争吵吗？	0	2	4
听力问题让您在看电视或者听收音机广播时感到困难吗？	0	2	4
听力问题会对您的私人及社交活动产生影响吗？	0	2	4
听力问题会让您在外就餐与亲友交谈时感到困难吗？	0	2	4

备注：1. 本量表的目的是了解您是否存在听力问题，以便安排您做进一步的准确判断，请务必根据提问，仔细回答每一个问题，勾出选择答案，如果您佩戴助听器，请回答在您不用助听器时的情况，请在5 min之内完成整个量表内容。

2. 量表共包含10个问题，其中5个问题与情绪有关，5个问题与社会功能有关，总分为40分，得分越高表明受听力障碍的影响越大；0~8分为无障碍；10~24分为轻中度听力障碍；25分以上为重度听力障碍；>10分建议转至医院专科就诊。

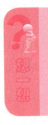

根据王伯伯听力障碍自我筛查结果及听力评估情况，需要建议他转至医院专科进行进一步听力筛查及配置助听器吗？

四、护理要点

1. 创造有助于交流的环境

①在安静的环境中进行交流；②对老年人说话时声音要清楚而且语速慢，不高声喊叫，使用短句表达意思；③给电话听筒加上增声装置；④帮助老年人把需要解释和说明的事记录下来；⑤指导老年人的照护者多与他们交谈。

2. 适当运动

锻炼项目可以根据自己的身体状况和条件来选择，如散步、慢跑、打太极拳、练八段锦等。

3. 病情监测

监测并指导老年人在听力障碍在短期内加重时及时检查和治疗。

4. 建立良好的生活方式

饮食清淡，减少动物性脂肪的摄入，多吃新鲜蔬果。避免过度劳累和出现紧张情绪，指导老年人戒烟、戒酒等。

5. 用药护理

注意避免服用具有耳毒性的药物。

6. 心理调适

加强与老年人的沟通和交流，帮助老年人接受听力减退的事实，以利于寻找积极的生活方式，增加生活乐趣。

7. 指导定期接受听力检查

目前尚无有效的手段治疗老年性听力下降，早期以药物和聆听训练为主，效果不佳时酌情验配助听器或植入人工耳蜗。指导老年人监测听力，尽早发现和治疗老年性听力。

8. 指导佩戴合适的助听器

经专业测试后，根据老年人的要求和经济情况帮助其选择助听器。

9. 积极治疗相关慢性病

指导老年人早期、积极治疗慢性疾病，如高血压、冠心病、动脉硬化、高脂血症、糖尿病，以减缓对耳部血管的损伤。

10. 避免噪声刺激

日常生活和外出时注意加强个人防护，注意降低噪声，因为持续噪声刺激以及强声刺激会直接损伤内耳器官。

11. 加强风险防控

对老年人因为听力下降导致的潜在风险的防控，比如过马路要注意，在家里要安装烟感器，防止因为听不到煤气泄漏的报警声产生重大事故。

> **学中做**
>
> 三人为一组，一位扮演王伯伯，另一位扮演王伯伯家属，还一位扮演居家养老服务部工作人员。
>
> 1. 进行情境演示，王伯伯家属电话联系社区养老服务部，告知王伯伯因为近期与家人及邻居沟通不顺畅，情绪低落，经常无端乱发脾气。
> 2. 居家养老服务工作人员接到通知后，电话初步了解了王伯伯目前的身体状况，注意资料收集的完整性，做好各项上门前物品准备。上门后为王伯伯进行听力及情绪和社会功能评估；根据评估结果，评价王伯伯是否需要转至医院专科进行听力测评，以评估是否需要佩戴助听器。关心、安慰王伯伯，告知其听力下降是老年人正常的生理过程，稳定其情绪。
> 3. 演示结束后，小组成员反思自己在扮演的过程中是否存在不足和需要改进的地方，通过反复练习以达到模拟居家护理服务真实场景。

任务三　意识状态评估

一、意识状态

意识状态是指人对周围环境和自身状态的认知与觉察，是大脑高级神经中枢功能活动的综合表现。意识活动主要包括认知、思维、情感、记忆和定向力五个方面。正常人意识清晰，反应精确，思维活动正常，语言流畅，字音清楚，表达准确、到位。意识状态主要分为清醒和意识障碍两种。

凡能影响大脑功能活动的疾病均会引起不同程度的意识改变称为意识障碍，其可根据意识清晰程度、意识障碍范围、意识障碍内容的不同而有不同的表现。意识障碍分为觉醒度下降和意识内容变化两方面，前者表现为嗜睡、昏睡、昏迷，后者则表现为意识模糊和谵妄等。

二、意识状态评估流程

意识状态评估流程如图4-4所示。

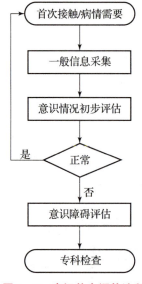

图4-4 意识状态评估流程

1. 一般信息采集

一般信息包括姓名、性别、年龄、外伤史、疾病史、用药史、烟酒史、遗传病史等。信息采集完毕及时录入档案系统保存。

2. 意识情况初步评估及应用

意识障碍可通过与患者交谈，了解其思维、反应，情感活动、定向力等。

3. 意识障碍评估

（1）意识障碍分为嗜睡、昏睡、昏迷、意识模糊、谵妄，其表现如图4-5所示。

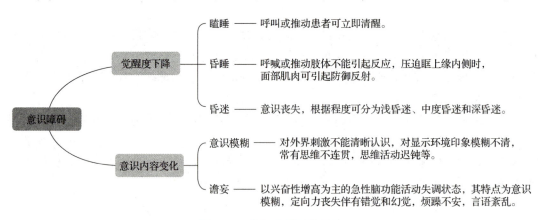

图4-5 意识障碍思维导图

（2）昏迷是一种严重的意识障碍，表示患者意识已经丧失。根据昏迷的程度可分为浅昏迷、中度昏迷和深昏迷。患者昏迷程度可以使用 Glasgow 昏迷量表（GCS）来进行评估，见表 4-9。

表 4-9 Glasgow 昏迷量表

姓名：　　　性别：　　　年龄：　　　诊断：　　　日期：

睁眼反应	计分	言语反应	计分	运动反应	计分
自动睁眼	4	回答正确	5	遵嘱活动	6
呼唤睁眼	3	回答错误	4	刺痛定位	5
刺痛睁眼	2	语无伦次	3	躲避刺痛	4
不能睁眼	1	只能发声	2	刺痛屈肢	3
		不能发声	1	刺痛伸肢	2
				不能活动	1

备注：量表最高分是 15 分，最低分是 3 分，分数越高，意识状态越好，通常 >8 分恢复机会较大，<7 分预后较差，3~5 分并伴有脑干反射消失的患者有潜在死亡的危险，≤8 分为浅昏迷，≤3 分为深昏迷。

（3）谵妄：一种常见却没有被充分认识、治疗成本高、严重甚至致命的疾病。谵妄有显著的发病率和死亡率，于老年人群则更甚，约 20% 老年住院患者、约 33% 的老年急诊患者、30%~80% 的老年 ICU 患者会发生谵妄，痴呆或轻度认知功能障碍患者的谵妄发生率也有 33%~86%，而在疾病终末期的患者谵妄的发生率更达到了 83%。谵妄是一种以兴奋性增高为主的急性脑功能活动失调状态，其特点为意识模糊，定向力丧失并伴随错觉和幻觉，烦躁不安，言语紊乱。快速识别谵妄或者评价谵妄的严重程度，常用的评估量表是谵妄评定方法（CAM - CR）见表 4-10。

表 4-10 谵妄评定方法表

姓名：　　　性别：　　　年龄：　　　诊断：　　　日期：

情况描述	评分
1. 急性起病：（判断从前驱期到疾病发展期的时间） 患者的精神状况有急性变化的证据吗？	（1）不存在； （2）较轻：3 天~1 周； （3）中度：1 天~3 天； （4）严重：1 天之内
2. 注意障碍：（请患者按顺序说出 1~21 的所有单数） 患者的注意力难以集中吗？ 例如，容易注意涣散或难以交流吗？	（1）不存在； （2）轻度：1~2 个错误； （3）中度：3~4 个错误； （4）严重：5 个或 5 个以上的错误

姓名：	性别：	年龄：	诊断：	日期：

情况描述	评分
3. 思维混乱： 患者的思维是凌乱的或不连贯的吗？ 例如，谈话态度散漫或不中肯，思维不清晰或不合逻辑，或从一个话题突然转到另一话题？	(1) 不存在； (2) 轻度：偶尔短暂的言语模糊或不可理解，但尚能顺利交谈； (3) 中度：经常短暂的言语不可理解，对交谈有明显的影响； (4) 严重：大多数的时间言语不可理解，难以进行有效交谈
4. 意识水平的改变 总体上看，您是如何评估该患者的意识水平的？	(1) 不存在：机敏（正常）； (2) 轻度：警觉（对环境刺激高度警惕、过度敏感）； (3) 中度：嗜睡（瞌睡，但易于唤醒）或昏睡（难以唤醒）； (4) 严重：昏迷（不能唤醒）
5. 定向障碍 在会面的任何时间患者存在定向障碍吗？例如，患者认为自己是在其他地方而不是在医院，使用错的床位，或错误地判断一天的时间或错误地判断以 MMSE 为基础的时间或空间定向？	(1) 不存在； (2) 轻度：偶尔短暂地存在时间或地点的定向错误（接近正确），但可自行纠正； (3) 中度：经常存在时间或地点的定向错误，但自我定向正确； (4) 严重：时间、地点及自我定向均差
6. 记忆减退（以回忆 MMSE 中的 3 个词为主） 在面谈时患者表现出记忆方面的问题吗？例如，不能回忆医院里发生的事情，或难以回忆指令（包括回忆 MMSE 中的 3 个词）？	(1) 不存在； (2) 轻度：有 1 个词不能回忆或回忆错误； (3) 中度：有 2 个词不能回忆或回忆错误； (4) 严重：有 3 个词不能回忆或回忆错误
7. 知觉障碍 患者有知觉障碍的证据吗？ 例如，幻觉、错觉或对事物的曲解（如当某物体未移动，而患者认为它在移动）？	(1) 不存在； (2) 轻度：只存在幻听； (3) 中度：存在幻视，有或没有幻听； (4) 严重：存在幻触、幻嗅或幻味，有或没有幻听
8. 精神运动性兴奋 面谈时，患者有行为活动不正常的增加吗？ 例如坐立不安，轻敲手指或突然变换位置？	(1) 不存在； (2) 轻度：偶有坐立不安，焦虑、轻敲手指及抖动； (3) 中度：反复无目的地走动、激动明显； (4) 严重：行为杂乱无章，需要约束
9. 精神运动性迟缓 面谈时，患者有运动行为水平的异常减少吗？ 例如，经常懒散，进入某一空间缓慢、停留某位置时间过长或移动速度很慢？	(1) 不存在； (2) 轻度：偶尔地比先前的活动、行为及动作缓慢； (3) 中度：经常保持一种姿势； (4) 严重：僵化状态

续表

姓名： 性别： 年龄： 诊断： 日期：	
情况描述	评分
10. 波动性 患者的精神状况（注意力、思维、定向、记忆力）在面谈前或面谈中有波动吗？	（1）不存在； （2）轻度：一天之中偶尔地波动； （3）中度：症状在夜间加重； （4）严重：症状在一天中剧烈波动
11. 睡眠-觉醒周期的改变（患者日间过度睡眠而夜间失眠） 患者有睡眠-觉醒周期紊乱的证据吗？例如日间过度睡眠而夜间失眠？	（1）不存在； （2）轻度：日间偶有瞌睡，且夜间时睡时醒； （3）中度：日间经常瞌睡，且夜间时睡时醒或不能入睡； （4）严重：日间经常昏睡而影响交谈，且夜间不能入睡
注：19分以下提示该患者没有谵妄；20~22分提示该患者可疑有谵妄；22分以上提示该患者有谵妄。	

4. 专科检查

若患者出现意识障碍，或意识障碍在原有基础上加重，则需要立即联系专科医生进行检查。

三、护理要点

1. 对于意识障碍较浅、无谵妄的老年人

按常规护理措施进行，避免意识障碍加重和谵妄的发生。

2. 对疑似谵妄的老年人

应每天进行谵妄的评定或复测，及时了解老年人是否发生谵妄，同时加强医疗及护理，避免谵妄的发生。

3. 认知功能评估异常者

经常关注患者的情绪和情感，以及在环境和情境中可引起患者情绪或情感变化的因素，鼓励患者在发生幻觉时告诉工作人员，讨论幻觉的内容，以便采取适当的措施。

4. 出现意识模糊、昏睡等意识障碍的患者

严密观察患者由于症状加重而昏迷，保持呼吸道通畅。及时拨打120急救电话送医院确诊，针对病因进行抢救和治疗。

5. 发生谵妄的护理要点

①生活与安全护理：做好谵妄老年人的环境、睡眠、大小便、个人卫生、安全管理。②心理护理：加强心理护理，稳定老年人情绪、减少噪声、建立治疗性支持关系，促进认知功能的恢复。③病情观察：对谵妄老年人要重点观察意识、认知、精神运动，睡眠及用药情况。

6. 对思维和情绪改变的患者

定期评估患者进行日常生活自理活动的能力，了解患者目前所用的药物，给予药理指导。评估患者的近期和远期记忆力，观察患者的判断力和安全意识，评估患者集中注意力、遵循指导和连续性解决问题的能力，以及沟通形态。

> **学中做**
>
> 王阿姨早上起床跌倒，前额隆起一个包块，主诉局部疼痛，无恶心呕吐及其他不适。家属电话联系社区养老服务部，需要社区养老服务部给予指导。
>
> 1. 三人为一组，一位扮演患者王阿姨，另一位扮演王阿姨的家属，还一位扮演居家养老服务部工作人员。
> 2. 居家养老服务部工作人员接到通知后，打电话初步了解了王阿姨头部包块的大小及目前身体其他状况，注意资料收集的完整性。
> 3. 做好各项上门前物品准备，上门后检查王阿姨头部包块情况，评估王阿姨的意识状态和生命体征，进行评分，根据评估结果给予现场处理并告知家属观察时的注意点。
> 4. 演示结束后，小组成员反思在扮演过程中是否有不足和需要改进的地方，通过反复练习以实现模拟居家护理服务真实场景。

任务四 沟通能力评估

一、沟通

沟通包括语言与非语言沟通，两者都具有高度的文化内涵。语言是人与人之间交流思想、表达感情和传递信息的工具。每个国家、民族和地区都有其特有的语言、方言和语言禁忌等；社会学家发现，人们常常通过自己身体的某个动作表达思想感情，并将此作为对口头语言的补充，这就是我们常说的肢体语言。它包括音调、面部表情和手势等。

二、沟通能力评估

1. 一般信息采集

一般信息包括姓名、性别、年龄、文化程度、外伤史、用药史、疾病史、烟酒史、遗传病史等。信息采集完毕及时录入档案系统保存。

2. 沟通能力评估及应用

（1）语言沟通方面：通过观察与交谈的方法了解个体的语言沟通文化，包括使用何种语言？喜欢的称谓是什么？有哪些语言禁忌？另外，沟通能力评估还可采用沟通能力评估问题表进行评估，见表4-11。

表4-11 沟通能力评估问题表

姓名：　　　性别：　　　年龄：　　　诊断：　　　日期：

问题	答案
您的母语是什么？	
您使用什么方言？	
平时最频繁使用的交流语言是哪种？	
能否用普通话与别人交流？	
对于非本土语言文化能否进行最基本的沟通？	
备注：通过此表问题了解老年人语言沟通是否存在障碍以及对文化差异的理解，有利于老年人更好地适应新环境，从而在面对陌生环境时能做出正确的与心理解脱和健康恢复相关的举措。	

（2）非语言沟通方面：通过观察老年人与人交流时的表情、眼神和手势等，对其非语言沟通文化进行评估。

感知觉与沟通能力评估见表4-12。

表4-12 感知觉与沟通能力评分表

姓名：　　　性别：　　　年龄：　　　诊断：　　　日期：

评估项目	具体评价指标及分值	分值
1. 意识水平	0分　神志清醒，对周围环境警觉	
	1分　嗜睡，表现为睡眠状态过度延长。当呼唤或推动其肢体时可醒来，并能进行正确的交谈或执行指令，待刺激停止后又继续入睡	
	2分　昏睡，一般的外界刺激不能使其觉醒，给予较强烈的刺激时可有短时的意识清醒，醒后可简短回答提问，当刺激减弱后又很快进入睡眠状态	
	3分　昏迷，处于浅昏迷时对疼痛刺激有回避和痛苦表情；处于深昏迷时对刺激无反应（若评定为昏迷，直接评定为重度失能，则可不进行以下项目的评估）	
2. 视力 （若平日佩戴老花镜或近视镜，应在佩戴眼镜的情况下进行评估）	0分　视力完好，能看清书报上的标准字体	
	1分　能看清大字体，但看不清书报上的标准字体	
	2分　视力有限，看不清书报大标题，但能辨认物体	
	3分　辨认物体有困难，但眼睛能跟随物体移动，只能看到光、颜色和形状	
	4分　没有视力，眼睛不能跟随物体移动	

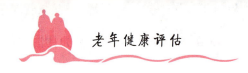

续表

评估项目	具体评价指标及分值		分值
3. 听力 （若平时佩戴助听器，应在佩戴助听器的情况下进行评估）	0 分	可正常交谈，能听到电视、电话、门铃的声音	
	1 分	在讲话者轻声说话或说话距离超过 2 m 时听不清	
	2 分	正常交流有些困难，需在安静的环境或大声说话才能听到	
	3 分	讲话者大声说话或说话速度很慢时，才能听见部分内容	
	4 分	完全听不见	
4. 沟通交流 （包括非语言沟通）	0 分	无困难，能与他人正常沟通和交流	
	1 分	能够表达自己的需要或理解别人的话，但需要增加时间或给予帮助	
	2 分	勉强可与人交往，谈吐内容不清楚，表情不恰当	
	3 分	不能表达需要或理解别人说的话	

感知觉与沟通能力评分表包括对意识水平、视力、听力、沟通交流四方面的评估，总分 14 分，得分越高提示感知觉与沟通能力越低。

本次评估得分为　　　　分

感知觉与沟通分级

分级	分级名称	分级标准	评估结果
0	能力完好	意识水平为 0 分，视力和听力评定为 0 分或 1 分，沟通评定为 0 分	
1	轻度受损	意识水平为 0 分，但视力或听力中至少有一项评定为 2 分，或沟通评定为 1 分	
2	中度受损	意识水平为 0 分，但视力或听力中至少一项评定为 3 分，或沟通评定为 2 分；或意识水平为 1 分，且视力或听力评定为 0~3 分，沟通评定为 0~2 分	
3	重度受损	意识水平为 0 分或 1 分，但视力或听力至少一项评定为 4 分，或沟通评为 3 分；或意识水平为 2 分或 3 分	

三、护理要点

（1）正确评估老年人心理健康，尊重老年人的选择，对于身体有残疾的老年人，应采用自我护理措施，最大限度地发挥老年人的自我照顾能力。

（2）耐心倾听，正确处理老年人在信息传递过程中存在的问题，细心观察，以达到沟通目的。

（3）建立顺畅的沟通过程，及时发现老年人隐藏的感情和情绪，及时了解老年人的健康状况是否出现了问题，并及时采取相应的措施，以增强与老年人沟通的效果。

（4）评估老年人教育程度、理解力和日常使用语言，选择合适词语清楚表达传递的信息。鼓励听力困难的老年人佩戴助听器，接听电话时安装扩音设备。与听力困难的老年人沟通时，要放慢说话的速度并降低说话的音调。对于识字的老年人，结合书写方式沟通。

> **学中做**
>
> 　　李阿姨，78岁，广东潮州人，日常用潮州话与别人沟通，家属将她送至养老院后离开。
> 　　1. 两人为一组，一位扮演李阿姨，另一位扮演养老院工作人员。
> 　　2. 开展情境演示，面对不会使用普通话沟通的老年人养老院工作人员应如何与之交流？
> 　　3. 演示结束后，小组成员反思在扮演过程中是否存在不足之处和需要改进的地方，再反复练习，以实现模拟居家护理服务真实场景的目标。

项目五 精神心理健康评估

【知识目标】

◇ 了解老年人认知功能的特点，老年人情绪与情感的特点，老年人激越行为的特点。
◇ 理解影响认知功能的因素；老年期抑郁症的诱发因素，老年期抑郁症的干预措施；老年人激越行为的诱发及影响因素。
◇ 掌握认知功能改变的迹象，认知障碍早期筛查的工具及结果判定，认知症的照护原则；老年期抑郁症评估工具及结果判定；老年人激越行为的评估及个体化干预策略。

【能力目标】

◇ 运用认知功能，情绪与情感以及激越行为评估的方法，选取适宜的评估工具，对老年人的精神心理健康状态进行全面、准确的评估。

【素质目标】

◇ 在尊重和爱护老年人的基础上，全面评估老年人的精神心理健康状态与需求，准确提出认知障碍，抑郁的相关问题，以期制定相应的照护计划促进老年人健康。
◇ 在精神心理健康评估学习过程中，勤实践，多反思，逐步提高精神心理健康评估技能与沟通能力。

任务一 认知功能评估

一、老年人认知功能的特点

认知是指感觉输入的变换、解释、储存、恢复和使用的全过程。老年人躯体的全面衰退直接导致视觉、听觉、触觉、嗅觉、味觉等各种感知觉的全面退化，同时还伴随运动灵活性及速度的明显减退，其体现在心理层面主要表现为认知方面的衰退。人在正常衰老过程中，其记忆、注意力和心理运动反应等方面都会出现增龄性的变化。尤其是在信息的主动提取方面，老年人的记忆障碍表现得尤为明显；同时，由于注意力分配不足，老年人对于信息的编码精细程度及深度均下降，而且记忆易被干扰或抑制，甚至有时会出现错构与虚构的情况。这些如"容易忘事、注意力容易受到干扰和反应速度变慢"等表现都会影响老年人的日常生活，给他们造成一定的心理困扰。

（一）智力

智力一般指解决新问题的能力，涉及抽象思维、学习能力和对环境的适应能力。老年人逻辑推理和解决问题的能力减退，尤其思维的敏捷性、流畅性、灵活性出现问题。老年人容易感到自己的脑子不如从前好用了。比如，要是年轻人说话速度快，老年人就反应不过来。

（二）记忆力

老年人记忆力的减退主要是指提取能力的减退。在老年人记不起某个人的名字时，如果有人给出提示，很快就能想起，说明老年人只是提取能力有问题，不是完全无法记忆。据研究，70岁以后，老年人记忆力明显衰退，而且最明显的就是短期记忆的衰退强于长期记忆的衰退，常常忘记刚刚做完的事，但对很久之前尤其是儿时的事情记忆深刻，反复提及。

（三）日常问题解决能力

日常问题解决能力可分为工具性问题解决能力和人际性问题解决能力。工具性问题解决能力是指个体的生存具有工具性意义，但不涉及人际情感因素问题的简单活动，如洗澡、买菜、打电话、购物、穿衣服、做饭等。大多数老年人的工具性问题解决能力是相对保持甚至随年龄增长会有所提高。老年人这方面能力的降低可能是因躯体活动能力减低而降低。人际性问题解决能力是指处理社会关系中出现的人与人之间的问题，如缓和家人矛盾、消除朋友冲突、处理社区纠纷等。相对于年轻人，老年人更有技巧处理人际关系方面的问题。

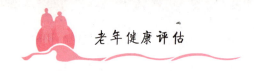

> **学习园地**
>
> 王某，女，76岁。10年前在无明显诱因的情况下开始逐渐出现健忘现象：随手放下的东西，马上就不记得在哪里，做完饭忘记关燃气灶，与人交谈时找词困难。王某近3年忘事更加严重，出门常常迷路，找不到家；近2年开始忘记原来非常熟练的插花手艺，常常弄不清楚目前是哪年哪月，自己在什么地方；近1年来病情逐渐加重，不认识儿子和自己的家。有时外出时看到地上的废物（如废报纸等）均装入自己的衣服口袋。自己不会穿衣服，常常将双手插到一个衣袖里，或将衣服反穿。另外，王某不知道主动进食，或者只吃饭，也或者只吃菜。王某还经常一个人发呆，不和别人来往，时常怀疑自己的老伴有外遇。3天前，王某无目的外出走失，被家人找回并送入医院。自发病以来，王某没有易怒或欣快的表现，也没有大小便失禁现象，而且既往身体健康，无冶游史，家族中无精神病史。
>
> 1. 老年人认知功能的特点有哪些？
> 2. 可以通过什么手段能将认知功能量化管理？

二、影响认知功能的因素

认知功能障碍不可逆转的危险因素包括年龄和遗传，而其他损伤脑组织，造成老年人认知功能障碍的因素（如颅脑损伤、脑卒中、原发情感障碍、药物及酒精中毒、艾滋病等）是继发的、可预防的。这些因素可以造成老年人视觉、听觉、触觉及自身躯体方面障碍，进而导致其对外界环境的感知和适应出现困难，使其发生生活和社会适应的障碍。近年来，许多临床试验证明一些关于身体锻炼和认知训练可以改善老年人的认知功能。

三、认知功能的评估工具及使用方法

（一）早期评估的目的与意义

认知功能改变早期不易被人发觉和重视，人们往往认为患者出现记忆力减退、爱忘事、爱闹小脾气等属于正常老化的表现，并未意识到疾病已悄然来临。本案例中的患者在10年前已经出现轻度认知功能障碍（爱忘事），如果在这个时期给予适度的干预，他不会出现或者会延缓出现认知症中晚期的表现（严重的人格改变或精神行为问题），影响患者及照护者的生活质量。目前，老年痴呆症没有逆转的药物，只有早发现、早诊断、早干预才能保留患者残存的认知功能。

（二）认知功能改变的迹象

老年人认知功能的改变可以从其日常生活中寻找到一些早期迹象，可以结合本案例中的介绍来理解。

1. 记忆减退

记忆减退是认知功能改变的最早期表现。常见的表现包括容易忘记事情，经常丢三落四，东西放下即忘，烧水忘记时间；提取功能下降，叫不上熟人的名字，刚做完的事就忘记了，讲完的事情可能会重复讲一遍，命名困难，语言中常出现代词"这个，那个，那谁……"

2. 语言表达困难

语言表达困难常表现为与人交谈时出现找词困难，不能理解交谈的话题，或者心里的想法不能找到正确的词语表达，以至于词不达意。

3. 定向力障碍

定向力障碍常表现为出门常常迷路，常常分不清时间和地点，以及找不到回家的路。

4. 判断力与警觉性下降

判断力与警觉性下降也就是人们常说的智商下降。常见的表现包括过马路时不知道躲避车辆，不认识自己的家人，指着别人家说自己家；轻易相信别人，将家里的贵重财物送人等。

5. 对以往熟悉的事情不再擅长

对以往熟悉的事情不再擅长表现为忘记了非常熟悉的技能，提笔忘字，以往很轻松完成的事情，现在做起来很困难，甚至不能完成。

6. 日常生活能力下降

日常生活能力下降的最初可表现为不能自己做饭，应用洗衣机、微波炉、电视机等的技能缺失，逐渐发展成吃饭、喝水、穿衣服、上厕所、洗澡等日常生活都不能独立完成。

7. 异常行为

常出现异常的行为，如偷窃、异食癖、捡拾无用物品等。

8. 人格改变

一般出现人格改变时已经进入认知症的中晚期，主要表现为性格和之前大相径庭，性格多疑，像变成另一个人了。

9. 情绪低落，丧失兴趣

情绪低落，丧失兴趣，常见表现有呆立呆望，不言不语，待人冷淡。但是多数认知症的患者都呈现出和抑郁症不一样的表现，多半表现为"傻乐呵"。

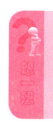

本案例中的王奶奶都有哪些认知功能改变的迹象？

（三）早期筛查的工具和结果判定

早期筛查是为了能早期发现认知症患者，一些对老年人的认知能力进行筛查的工具具有很好的使用价值。下面介绍其中三种实用的筛查工具：记忆障碍自评量表（AD8）、画钟测验（CDT）和简易精神状态检查（MMSE）。

1. 记忆障碍自评量表

记忆障碍自评量表（表5-1）是美国华盛顿大学于2005年开发的一份共有8个问题的探访问卷，它能非常灵敏地检测出患者早期的认知改变，也适合家庭使用及患者自评。本量表侧重于患者是否产生了8种特定的"变化"。回答是否有变化，能帮助家属筛查认知症症状。

表5-1 记忆障碍自评量表

序号	项目	选项		
1	判断力是否出现了障碍？	□（疑似）有障碍	□无障碍	□我不确定
2	不爱活动？或对事情不感兴趣？	□少动，不感兴趣	□喜欢活动，感兴趣	□我不确定
3	是否会不断重复做同一件事或做同一句话？	□很少重复	□不会重复	□我不确定
4	学习新产品的使用方法时，是否存在困难？	□有困难	□没有困难	□有时会出现困难
5	是否有时会记不清当前的月份或年份？	□有	□没有	□有时
6	处理复杂的个人事情时，是否存在困难？	□有难度	□没难度	□不确定
7	是否会忘记与某人的约定？	□是	□从不	□有时
8	记忆或思考能力是否出现过问题？	□有过	□没有	□偶尔
	总分			

（1）使用方法及注意事项。

①记忆障碍自评量表对所有问答的自发更正都是允许的，不记录为错误。

②记忆障碍自评量表的问题可用于自检，也可由他人大声读给被试，也可在电话中询问。

③记忆障碍自评量表最好是由了解被试的知情者来回答，如果没有也可由患者自己回答。

④如由知情者回答，需向其说明是评价被试的变化；如由患者回答，需向其说明是评价相关的自身能力改变，不需要考虑病因。

⑤如果由他人朗读，需注意逐字逐句地仔细朗读，每单项间需要停顿1 s以上。

⑥其对变化发生的时间范围没有要求。

（2）记分方法。

最终分数是回答"是"的选项总数。

（3）结果判定。

0~1分：认知功能正常。

≥2分：可能存在认知功能障碍。

2. 画钟测验

画钟测验可以鉴别轻度认知功能和正常老年人。其有多种评定方法（三分法、四分法、五分法），以"四分法"最为简单、敏感和易行，其认知功能障碍确诊率可达75%。

(1) 测验方法。

要求患者画一钟表盘面,并把表示时间的数字写在正确的位置上,待患者画一圆并添完数字后,再让患者画上分针、时针,把时间指到 11 点 10 分或 8 点 20 分。

(2) 计分方法。

①画出一个完整的圆(表盘)得 1 分。

②表盘的 12 个数字正确得 1 分。

③将数字安置在表盘的正确位置上得 1 分。

④将指针安置在正确的位置上得 1 分。

(3) 结果判定。

4 分:认知功能正常。

3~0 分:轻度、中度和重度的认知功能障碍。

其严重程度和简易智能精神状态检查量表计分一致性好,如画钟测验 0 分=简易智能精神状态检查量表 3~5 分,画钟测验 1 分=简易智能精神状态检查量表 14 分,画钟测验 2 分=简易智能精神状态检查量表 19~20 分,画钟测验 3 分=简易智能精神状态检查量表 23~24 分。

CDT 徒手画钟表是一个复杂的行为活动,除了空间构造技巧外,尚需很多知识功能参与,涉及记忆、注意力、抽象思维、设计、布局安排、运用、数字、计算、时间和空间定向概念、运作的顺序等多种认知功能。操作更简单、省时,也更易被患者所接受。而在简易智能精神状态检查量表中测试年、月、日和简单计算的粗浅内容,学识和社会地位较高的患者常因感到受侮辱而拒绝回答和合作。

3. 简易智能精神状态检查量表

简易智能精神状态检查量表是目前国内外广泛应用的痴呆筛查的首选量表。它简单易行,包含了以下 7 个方面:时间定向力,地点定向力,即刻记忆,注意力及计算力,延迟记忆,语言,视空间。共 30 项题目,每项回答正确得 1 分,回答错误或答不知道记为 0 分,量表总分为 0~30 分。

表 5-2 简易智能精神状态检查量表

功能项目	评估项目	得分	
定向力 (10 分)	(1) 今年是哪一年?	1	0
	现在是什么季节?	1	0
	现在是几月?	1	0
	今天是几号?	1	0
	今天是星期几?	1	0
	(2) 你住在哪个省?	1	0
	你住在哪个县(区)?	1	0
	你住在哪个乡(街道)?	1	0
	咱们现在在哪个医院?	1	0
	咱们现在在几楼?	1	0

续表

功能项目	评估项目		得分	
记忆力 (3分)	(3) 告诉你3种物品，我说完后，请你重复一遍并记住，待会儿还会问你（各1分，共3分）			
	皮球		1	0
	国旗		1	0
	树木		1	0
注意力和计算力 (5分)	(4) 100 - 7 = ? 连续减5次（93、86、79、72、65。各1分，共5分。若这次回答错了，但下一个答案正确，则只记一次错误）			
	-7		1	0
	-7		1	0
	-7		1	0
	-7		1	0
	-7		1	0
回忆能力 (3分)	(5) 现在请你说出我刚才让你记住的那些物品的名称？			
	皮球		1	0
	国旗		1	0
	树木		1	0
语言能力 (9分)	(6) 命名能力	出示手表，问这个是什么	1	0
		出示钢笔，问这个是什么	1	0
	(7) 复述能力	我现在说一句话，请跟我清楚地重复一遍（44只石狮子）	1	0
	(8) 阅读能力	（闭上你的眼睛）请你念念这句话，并按其意思去做	1	0
	(9) 三步命令：	我给您一张纸，请您按我说的去做		
		用右手拿着这张纸	1	0
		用两只手将它对折起来	1	0
		放在你的左腿上	1	0
	(10) 书写能力	要求受试者自己写一句完整的句子	1	0
	(11) 结构能力	（出示图案）请你照上面图案画下来	1	0

(1) 简易智能精神状态检查量表评定说明。

①定向力 (10分)：首先询问日期，之后针对性地询问其他部分：如"您能告诉我现在是什么季节吗""您能告诉我您住在哪个省市吗"（区县、街道、什么地方、第几层楼）等，每答对1题得1分。日期和星期差一天可计正常。

②记忆力 (3分)：即刻记忆也称最初或一级记忆，告诉被测试者您将问几个问题来测试他/她的记忆力，然后清楚、缓慢地说出3个相互无关的东西的名称（如皮球、国旗、树木，大约1s说一个），说完所有的3个名称之后，要求被测试者重复它们。被测试者的得分取决于他们首次重复的答案，答对1个得1分，最多得3分。如果他们没能完全记住，你可以重复，但重复的次数不能超过5次，如果5次后他们仍未记住所有的3个名称，那么对于此后回忆能力的检查就没有意义了（请跳过"回忆能力"部分检查）。

③注意力和计算力 (5分)：要求患者从100开始减7，之后减7，一直减完5次，每答对1个得1分。如果前一次错了，但在错误得数基础上减7，正确者仍给出相应得分。

④回忆能力 (3分)：如果前一次被测试者完全记住了3个物品的名称，现在就让他们再重复一遍。每正确重复1个得1分，最高3分。

⑤语言能力 (9分)：

a. 命名能力：拿出手表卡片给测试者看，要求他们说出这是什么，之后拿出钢笔问他们同样的问题。

b. 复述能力：要求被测试者注意你说的话并重复一次。注意，只允许重复一次，只有回答正确、咬字清楚的才记1分。

c. 三步命令：给被测试者一张空白的白纸，要求他把纸用右手拿起来，双手把它对折起来，然后放在左大腿上。要求对方按你的命令去做，注意不要重复或示范。患者只有按正确顺序做的动作才算正确，每个正确动作计1分。

d. 阅读能力：拿出一张写有"闭上您的眼睛"的卡片给被测试者看，要求被测试者读它并按要求去做，只有确实闭上眼睛才能得分。

e. 书写能力：给被测试者一张白纸，让他们自发地写出一句完整的句子，句子必须有主语、动词，并有意义。注意，不能给予任何提示，语法和标点的错误可以忽略。

f. 结构能力：在一张白纸上画有交叉的两个五边形，要求被测试者照样准确地画出来。评分标准：五边形需画出5个清楚的角和5个边；同时，2个五边形交叉处形成菱形，线条的抖动和图形的旋转可以忽略。

(2) 简易智能精神状态检查量表的评分标准：简易智能精神状态检查量表的评分采用0、1两级评分，答对1题记1分，答错或拒绝回答记0分，满分30分。

(3) 结果判定如下：简易智能精神状态检查量表评估界值与文化水平密切相关。正常值的划分：文盲（未受教育）组为17分，小学（受教育年限≤6年）组为20分，中学及以上（受教育年限>6年）组为24分。因此认知功能障碍的判定：文盲组<17分，小学组<20分，中学及以上组<24分。

(4) 简易智能精神状态检查量表的缺点。

①其受文化教育程度的影响：简易智能精神状态检查量表项目内容容易受到被试受教育程度影响，对文化程度较高的老年人有可能出现假阴性，继而可能忽视其轻度的认知损

害（简易智能精神状态检查量表识别轻度认知功能损害的敏感性仅为0.52），而对低教育及语言沟通障碍者有可能出现假阳性。

②简易智能精神状态检查量表项目内容不全：简易智能精神状态检查量表项目内容强调语言功能，非言语项目偏少，对右半球功能失调和额叶功能障碍不够敏感；记忆检查缺乏再认项目，命名项目过于简单；注意（心算）、记忆、结构模仿等项目得分并不足以反映人在相应认知领域的表现。

③敏感度不高：简易智能精神状态检查量表不能用于认知功能障碍的鉴别诊断，作为认知功能减退的随访工具也不够敏感。故深入研究认知损害往往采用多个更特异的评估工具搭配使用。简易智能精神状态检查量表对皮质性功能紊乱比对皮质下功能紊乱更敏感。

> **学中做**
>
> 二人为一组，严格按照认知评估问卷的使用方法进行互评。
> （1）注意熟练掌握评估技巧。
> （2）深入体会评估时的语言技巧。

四、认知功能评估结果及干预措施

应根据老年人评估结果综合判定老年人认知功能的状况和病因，予以相应的干预措施。对于轻度认知功能障碍者重点进行健康指导；对于中度认知功能障碍的老年人重点进行行为干预，对于重度认知功能障碍或晚期痴呆的老年人或伴有行为异常的老年人重点是加强照护，防治并发症，必要时可组织多学科团队会诊处理。

（一）认知功能评估结果

临床常用简易智能状态量表，并结合文化程度，以得分高低进行认知障碍程度的分度。不同文化程度矫正简易智能精神状态检查量表评分认知功能障碍分度见表5-3。
①轻度认知功能障碍：简易智能精神状态检查量表评分见表5-3；或画钟测验3分。
②中度认知功能障碍：简易智能精神状态检查量表评分见表5-3；或画钟测验2~3分。
③重度认知功能障碍：简易智能精神状态检查量表评分见表5-3；或画钟测验0~1分。

表5-3 不同文化程度简易智能精神状态检查量表评分认知功能障碍分度

文化程度	轻度认知功能障碍/分	中度认知功能障碍/分	重度认知功能障碍/分
文盲	14~17	5~13	文盲<4
小学文化	16~20	8~15	<7
中学文化	20~22	11~19	<10
中学以上	20~24	11~19	<10

（二）认知功能障碍的干预措施

1. 对待认知功能障碍患者的总原则

（1）为患者营造安全舒适的环境。

（2）用平常心去对待患者的健忘。

（3）因为感情记忆是独立存储的，患者仍会记住不好的经历，因此应注意，保护好患者的自尊，不要呵斥、命令、责备他们。

（4）注意运用简单易懂的语言和患者交谈。

（5）学会倾听，不要拒绝患者的一切诉求。

（6）不强迫或教育患者，不试图说服患者，给他以成年人应有的尊严。

（7）加强智能康复训练。

①理解力、注意力、判断力训练：老年患者智力损害后恢复得很慢，重点是鼓励其多用脑、勤用脑，刺激大脑的思维活动，可采用缅怀治疗法及多重刺激疗法，如图片记忆训练、各种物质分类训练、数字训练、计算训练等。另外要有计划、有组织地安排他们玩麻将、打扑克、下象棋，这样既能稳定患者的情绪，使患者的理解力、判断力得到启发，又能分散注意力，避免整天沉迷在幻觉、妄想的病态中，使其住院生活过得丰富而充实。

②记忆力训练：强化记忆力锻炼，增加信息的刺激量，通过对老年人往日的追忆激发其大脑残存的功能，以此来减慢认知功能障碍的发展速度，甚至在一定程度上能使认知功能障碍的症状逐渐减轻，如根据日常表现，通过其亲属了解患者过去的喜好、熟悉的事物等展开沟通，以勾起患者对过去生活的回忆。

2. 按照不同程度照护患者

（1）对于轻度认知功能障碍老年人的照护。对于轻度认知功能障碍的老年人，应为他们制定好作息时间，让他们定期参加康复训练、娱乐活动、适时的健康教育，让老年人养成良好的生活习惯，加上药物治疗，可以减缓大脑衰老的进程。对于伴有原发疾病的老年人，要积极治疗原发疾病。

（2）对于认知功能障碍老年人的照护。

①轻度认知功能障碍老年人的照护。对于轻度认知功能障碍的老年人，除制定好作息时间、适当予以生活照顾外，重点着力于增进其智能和改善其记忆力。例如，患者经常忘记家庭住址，可以写字条贴在墙上，让他时常读一读；将一些日常生活用品放在固定的地方，反复让他们去认识；适当地参加一些娱乐活动等。

②中度认知功能障碍老年人照护。对于中度认知功能障碍的老年人，同样需制定好作息时间，定时安排饮食和排泄，还要处理好个人卫生；对于夜间不睡觉的老年人，白天集中管理，可以做手操、看电视、听音乐，分散其注意力，同时配合药物治疗。

③重度认知功能障碍或晚期认知功能障碍老年人照护。对晚期或重度认知功能障碍患者，其生活起居护理更为重要，老年人可能卧床不起，应定期翻身拍背，防止压疮发生；对言语困难或含糊的患者，需通过眼神或手势交流；对于进食慢或费力的老年人，要慢慢喂食，尽量避免呛咳或噎食，实在无法进食的，最好通过鼻饲管注食。

（3）认知功能障碍伴随行为异常老年人的照护。对于这种老年人应给予特殊照顾。此部分内容详见任务三。

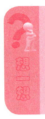

有一个76岁老年女性患者来就诊，根据她认知功能的改变情况应如何判断其处于痴呆的什么阶段？具体应如何对其认知功能进行筛查评估呢？根据评估结果应该采用怎样的干预措施？

任务二 情绪与情感评估

一、老年人情绪与情感的特点

情绪与情感是人对客观事物的态度体验，有积极与消极之分。老年人的积极情绪包括愉快感、自主感、自尊感等，消极情绪包括紧张害怕、孤独寂寞感、无用失落感以及抑郁等。对于老年期情绪状态的研究结果并不完全一致，一些研究认为年龄的增长会伴随一些消极情感的出现；而另一些报道则认为老年人与青年人的情感活动并没有重大差别，仅在关切自身健康状况方面的情绪活动强于青中年。也就是说，孤独、悲伤、忧郁等负性情绪并不是年老过程必然出现的情感变化。但不可否认的是，老年期是负性生活事件的多发阶段，随着生理功能的逐渐衰退、各种疾病的出现、社会角色与地位的改变、社会交往的减少以及丧偶、子女离家、好友病故等负性生活事件的冲击，老年人经常会产生消极的情绪体验和反应，继而产生挫折感或失败感，甚至有可能出现抑郁、焦虑、愤怒等负性情绪。本节将重点介绍老年抑郁情绪的评估及管理。

学习园地

患者，男，66岁。3个月前老伴因病去世，儿女均已经结婚，他现独居。他平时对老伴依赖性较强，性格比较孤僻、内向，人际交往差。近两个月来逐渐出现失眠、食欲缺乏、周身不适，有时表现为腰痛、后背痛，有时前胸或后背出现发冷或发热的感觉，有时感觉腹胀、胃区不适。曾先后到多家综合性医院反复检查，均未发现明显异常，经人介绍来医院就诊。患者来就诊时情绪非常低落，说："得了怪病，看了这么多家医院也看不好，打一针让我死了算了""儿女都那么忙，我不但帮不了他们，还连累了他们……"

1. 老年人的情绪情感特点与年轻人有哪些不同？
2. 为什么要重视老年期抑郁症？

二、老年期抑郁症概述

抑郁是一种负性的、不愉快的情绪体验，以情绪低落、哭泣、悲伤、失望、活动能力降低，以及思维认知功能的迟缓为主要特征。抑郁症是一种以持久（至少2周）的情绪低落或抑郁心境为主要临床表现的精神障碍，又称情感障碍。老年期抑郁症泛指存在于老年期（60岁以上）这一特定人群的抑郁相关症候群，是由各种原因引起的一种心理障碍，包括原发和继发性抑郁。原发性抑郁（含青年或成年期发病，老年期复发）是以持久的抑郁心境为主要临床特征，主要表现为情绪低落、焦虑、迟滞和躯体不适等，且不能用躯体疾病和脑器质性病变解释者；继发性抑郁（老年期）具有缓解和复发的倾向，缓解期间精神活动保持良好，一般不残留人格缺损，也无精神衰退指征，部分病例预后不良，可发展为难治性抑郁症，在临床上常见为轻度抑郁，但危害性不容忽视，如不及时诊治，会造成老年人的生活质量下降、心身疾病（如心脑血管病）的患病风险和死亡风险增加等严重的后果。

老年期抑郁症是老年人最常见的精神疾病之一。65岁以上人群发病率为9.7%～10%，老年门诊诊出率为15%～36%，脑卒中后发病率为30%～62%，血管性痴呆为40%～50%，癌症患者抑郁症发病率可达24%。

相对于年轻时发病的抑郁症患者，老年期抑郁症具有疑病症状、易焦虑激动、躯体症状化、行为迟滞、妄想、认知功能障碍、自杀倾向明显、季节性情感障碍、意识障碍等特点。

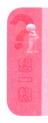

本案例中的老年人，有哪些症状符合老年抑郁症的临床特点？

三、老年期抑郁症的诱发因素

老年期抑郁症的诱发因素主要包括病理生理因素、社会心理因素、遗传因素及人格因素等。

（一）病理生理因素

老年人易患多种躯体疾病，从而导致体内发生相应的病理生理变化；同时，老年人使用药物及患病所带来的心理压力可能成为老年期抑郁症的发病原因。很多常见的慢性疾病（如高血压、冠心病、糖尿病及癌症等）都可能引起继发抑郁症。另外，许多患慢性病的老年人长期服用的药物与机体、药物与药物之间的相互作用也易诱发抑郁症。

（二）社会心理因素

抑郁症的出现与老年期的各种缺失有较大关系，包括工作的丢失、收入的减少、人际交往的缺乏、亲友的离世等。概括来说，老年人的这些社会因素变化主要为以下几个方面。

1. 角色转变

老年人退休后，由于社会角色的转变（如职业生涯结束、生活节奏变慢、经济收入减少等），心里常常出现不适应的现象，而巨大的心理落差会使有些老年人产生失落感，进而导致情绪低落。

2. 交际障碍

老年人退休后，由于交往圈子变窄、人际互动减少、情感支持缺乏等，更容易导致老年抑郁的发生。

3. 亲友离世

亲友离世往往会给老年人带来较大的精神创伤，尤其是配偶，居丧通常会使老年人产生悲伤情绪、睡眠障碍及食欲缺乏等，均是导致老年期抑郁症的重要原因。

（三）遗传因素

现在的各种研究普遍认为，老年期抑郁症是在一定的遗传背景下，由外部刺激诱发神经环路改变或失调引起的，但最终形成机制并未完全明确。抑郁症患者群的家庭成员的抑郁症患病率远远高于一般人群，其子女的发病率也明显升高，说明此病与遗传因素也存在一定的关系。

（四）人格因素

老年期抑郁症的发生与个人的人格因素也有一定关系。一般来说，性格比较开朗、直爽、热情的人抑郁症的患病率较低；而性格过于内向，或平时过于要强的人则抑郁症的患病率较高。

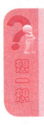

本案例中的老年人存在老年期抑郁症的哪些诱发因素？

四、老年期抑郁症的评估工具及使用方法

在日常的照护中，对于老年期抑郁症的"高危人群"（包括慢性疼痛者、慢性内科疾

病患者、难以解释身体症状的患者、反复求医者及近期有社会心理应激者），要注意对他们进行筛查评估。

抑郁评估量表可作为患者心理和行为的评估工具，分为他评量表和自评量表。他评量表一般由医护工作者完成；自评量表由患者本人完成。在老年期抑郁症的他评量表中，临床较为常用的是老年抑郁评估量表（GDS），是 Brink 等在 1982 年创制的，它能够较为灵敏地检查出老年期抑郁症患者所特有的躯体症状，其"是"与"否"的定式回答也较其他分级量表更容易掌握。早期老年抑郁评估量表（GDS-30）有 30 个条目，代表了老年抑郁评估的核心，后为了简化及方便使用，陆续出现了 15 个条目的老年抑郁评估量表（GDS-15）和 5 个条目的老年抑郁评估量表（GDS-5）。本节以临床常用的 15 个条目的老年抑郁评估量表为例，简述其应用。

（1）使用方法。

15 个条目的老年抑郁评估量表由 15 个问题构成，其中问题 1、8、10、12、13 用反序计分（即回答"否"表示抑郁存在），问题 2、3、4、5、6、7、9、11、14、15 用正序计分（即回答"是"表示抑郁存在）。

表 5-4 老年抑郁评估量表

姓名： 性别： 出生日期： 职业： 文化程度：

序号	条目（选择最切合您最近一周来的感受的答案）	是	否
1	您对生活基本满意吗？	0	1
2	您是否常感到厌烦？	1	0
3	您是否常常感到无论做什么都没有用？	1	0
4	您是否比较喜欢在家里而较不喜欢外出及不喜欢做新的事情？	1	0
5	您是否感到现在生活得没有价值？	1	0
6	您是否减少了很多活动？	1	0
7	您是否觉得生活很空虚？	1	0
8	您是否大部分时间精神很好？	0	1
9	您是否害怕将有不幸的事情发生在自己身上？	1	0
10	您是否大部分时间感到快乐？	0	1
11	您是否觉得自己比大多数人记忆力差？	1	0
12	您是否觉得"现在还能活着"是一件很好的事情？	0	1
13	您是否觉得精力充沛？	0	1
14	您是否觉得自己现在的情况很绝望？	1	0
15	您是否觉得大部分人比自己幸福？	1	0

（2）评定标准。

0～4 分：不考虑抑郁。

5～9 分：可能患有抑郁症。

≥10 分：抑郁症。

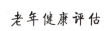

以上介绍了 15 个条目的老年抑郁评估量表的内容，请自行查阅早期老年抑郁评估量表及 5 个条目的老年抑郁评估量表的内容，比较其内容差异，体会其在实践中应用的优缺点，以便制定个体化评估策略。

五、老年期抑郁症评估结果及临床应用

（一）老年期抑郁症的评估结果

以 15 个条目的老年抑郁评估量表为例，评估结果主要分为正常状态、可能抑郁及抑郁症三种情形。

1. 正常状态

对评定结果正常的老年人应采取的措施主要是随访和定期评估。

2. 可能抑郁

对评定结果为可能抑郁的老年人，我们要结合其病因及临床表现进行个体化干预。轻症者常伴有头痛、失眠、食欲缺乏等表现，通过积极妥善的临床干预，可有效缓解躯体症状。

3. 抑郁症

中度抑郁症患者多表现为情绪低落、心境恶劣、缺乏兴趣和精力减退、精神运动性阻滞、明显的焦虑和激越、记忆力减退；而老年人有悲观厌世、绝望、幻觉妄想、食欲缺乏、躯体功能减退，并伴有严重的自杀倾向，甚至自杀行为者属于重度抑郁症，此时应至专科医院积极治疗。

（二）老年期抑郁症的干预措施

1. 积极的心理干预

对于患有抑郁症的老年人，要建立家属、工作人员、患者之间的信息交流，注意了解患者的社会心理状况，并给予适当干预，如安慰、鼓励、劝解、疏导。要鼓励老年人的子女与他们同住，引导子女既要在生活上多照顾父母，又要在精神上多关心父母，提倡精神赡养。

2. 保持高度的安全意识

对抑郁的老年人，要密切观察病情变化。对有自杀动机和行为的患者，应深入了解患

者的心理状况，耐心倾听、诱导患者述说心中的矛盾，说出自杀的意图，以宣泄情绪，防患于未然；同时对家属强调安全，避免患者独处，挪走或藏好危险物品（如刀、剪、绳索、腰带、长鞋带、玻璃制品、药品）。对于拒绝进食的患者，可适当静脉补充液体，以保证能量供给。保护并给予患者关爱，消除患者的悲观厌世情绪，唤起患者对生活的信心，让他们珍惜生命。

3. 关注老年人药物应用状况

老年人常常多病共存，使用多种药物，对患抑郁症的老年人要注意药物的合理应用。对使用抗抑郁药物的老年人，要注意观察药效和不良反应。

4. 加强与社会互动

对老年人群，尤其是退休后不再工作的有抑郁倾向的老年人，要鼓励其不脱离社会，培养兴趣爱好；同时要引导老年人面对现实，合理安排生活，多与社会保持密切联系，坚持学习，积极参加力所能及的身体锻炼和劳动（如老年舞蹈团、老年大学、旅游团、下棋等）。

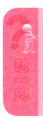

结合本案例老年人的临床特点，请分析、预估 GDS 评分的范围是？针对预估结果，我们应该制定怎样的干预策略？

任务三 激越行为评估

一、失智老年人的激越行为

（一）老年人的失智及相关精神行为症状

老年人由于一些器质性脑损害（如神经细胞变性相关脑病、脑卒中、感染、肿瘤或代谢障碍性疾病等），其智能会出现不可逆下降，社会适应能力相应降低，这种持续性的损害即为老年失智症。它是一种临床综合征，主要表现为出现慢性的全面精神功能紊乱：在智能方面出现抽象思维能力丧失、推理判断与计划不足、注意力缺失；在人格方面出现兴趣与始动性丧失、迟钝或难以抑制、社会行为不端、不拘小节；在记忆方面出现遗忘，地形、视觉与空间定向力差；在言语认知方面出现说话不流利，综合能力缺失。人们通常将这种损害持续6个月以上的人称为认知障碍患者。这一人群对社会、家庭均有着重大影响，不但增加了社会的医疗负担，而且其相关的精神行为异常使家庭氛围、照护难度等均面临着巨大挑战。

如上所述，患有认知障碍的老年人多伴有精神行为的异常。人们对认知障碍患者经常会出现的紊乱知觉、思维内容、心境或行为等症状称为认知障碍的精神行为症状，包括激越行为、徘徊、幻觉、妄想等，其中激越行为是老年认知障碍患者最常见的、最具破坏性的行为之一，越来越受到各学科学者的关注和重视。

学习园地

某患者，女，78岁，某中学退休语文教师，个性温和，深受学生喜爱，夫妻和睦，儿子在外地工作。两年前老伴突然病故，此后她经常夜不能寐。儿子不能时常陪伴在患者身边，于是为其聘请了一个24 h负责陪伴的阿姨做饭打理家务。阿姨发现患者经常坐立不安，不停地踱步，有时还会忘了自己说过的话，有时会在晚间提起菜篮欲外出买菜，还数不对钱，而且就连以往会做的简单针线活也不能完成了。患者还经常嫌弃阿姨这做得不好、那做得不对，还会发脾气，骂人，甚至逐渐出现打自己、摔碗、踢翻垃圾桶的行为。负责照护患者的阿姨因为不能忍受老年人的行为，数度提出辞职。儿子觉得不对劲，觉得患者的性格发生了很大的变化，于是就找了个理由带她去医院检查。患者到医院后不愿配合，发脾气数落儿子和阿姨，说："儿子对她不好，嫌弃她""阿姨经常背后讲她坏话，把好东西藏起来不给她用……"

1. 激越行为主要包含有哪几个方面？
2. 如老年人存在激越行为，我们应该限制其活动吗？

（二）失智老年人激越行为概述

激越行为是指不能用患者的特定需求或者意识混乱来解释的某些偏离社会的不恰当的声音、语言或行为。研究显示，80%~90%的认知障碍患者出现过激越行为。我国居家和养老院认知障碍患者的激越行为发生率小于85%。激越行为不仅会降低患者的生存质量，还会增加照护者的工作压力和心理负担，并且加重家庭的经济负担。激越行为主要分为四类：①身体攻击行为，如打人、咬人、掷物等；②身体非攻击行为，如不恰当地处理物品、藏匿物品、徘徊、机械性的重复动作等；③语言攻击行为，如谩骂、大声尖叫、侮辱或者骚扰别人等；④语言非攻击行为，如抱怨、重复性说某些话、词语或问题等。

激越行为发生的原因主要有疾病本身和外部刺激两个方面。老年人脑部及全身多种疾病共病状态可使大脑功能和大量神经递质发生改变，导致其感觉缺失或躯体活动障碍，从而引起社会隔离感，使患者错误地判断外界环境刺激；而对于外界环境刺激（如过多的声音刺激或者护理过程中过度被暴露等），患者由于无法用语言准确地表达他的需求，或只能通过喊叫、哭泣、敲打物品等类似婴幼儿的表达方法来表达他的饥饿、口渴或者拒绝陌生人来访等需求。因此，激越行为很少是认知障碍患者有意为之的，更多的是希望通过激越行为来表达某种未被满足的需求。

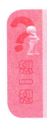
案例中的患者有哪些症状符合激越行为？

二、失智老年人激越行为发生的影响因素

（一）年龄

研究显示，患者激越行为的严重程度和患者发生激越行为症状的年龄是呈负相关的，即发病年龄越小，激越行为越严重。因此，对于出现激越行为时年龄较小的患者，更应加强对症状的观察，以利于及时采取措施，延缓病情的进展。

（二）病程

病程越长、病情越严重，激越的症状越明显。随着患者年龄的增加，其脑部组织的结构变化更加明显，认知及记忆功能更加退化，更容易出现行为紊乱等脑功能障碍的症状。因此，对于病程较长、病情较严重的患者，照护人员在护理过程中要加强防护，保护患者和医护人员的人身安全。

（三）性别

激越行为的类型与患者的性别相关，如男性患者较女性患者更容易出现行为不当、言语侮辱等身体攻击性激越行为。

（四）生活习惯

患病前无业余爱好的老年患者，其患病后的精神行为症状会更明显。

（五）生活事件

发病前的生活事件（如个人情感问题、配偶子女意外等）可能影响患者精神行为症状的发生和严重程度，并且容易导致攻击性激越行为的发生。

（六）气温

气温越高，患者的激越行为症状越明显。这可能由于气候变化使老年人舒适度降低，且由于脑部功能受损，患者的应对能力减弱，因此对于温度升高的反应较为明显。在照护过程中，应注重提供舒适的环境，及时根据外部环境变化调整室内温湿度，避免气温过高,引发患者激越行为的加重。

(七) 其他

某些代谢性因素（如血清同型半胱氨酸）是造成老年认知障碍的危险因素,且与老年认知障碍患者的精神行为症状的严重程度密切相关。血清同型半胱氨酸的含量越高,患者的精神行为症状（如攻击性行为、抑郁等）越明显。

三、失智老年人激越行为的评估工具及使用方法

评估失智老年人的激越行为,主要需评估以下几个方面:①评估患者激越行为;②排除谵妄（急性意识障碍）;③排除原发性精神疾病。其中后两项内容需专科医师辅助,故本节主要围绕第一项评估内容展开。

柯-曼激越问卷（Cohen-Mansfield Agitation Inventory,CMAI）又称柯氏量表,是Cohen-Mansfield 在 1986 年编制的,是测量老年认知障碍患者激越症状应用最广泛的量表,后经过各国不断应用和不断完善,生成了 36 种激越行为评估的社区专用版本（表 5-5）。柯氏量表主要关注的是患者的激越行为,是通过患者的主要照顾者回顾患者前两周内激越行为发生的次数而完成的。

表 5-5 柯氏量表

分值说明:
1 = 从未出现
2 = 低于每周 1 次,但是确实出现过
3 = 每周 1~2 次
4 = 每周 3 次及以上
5 = 每天 1~2 次
6 = 每天 3 次及以上
7 = 每小时 2 次及以上

	问题	1	2	3	4	5	6	7
1	重复说话或提问							
2	切题地打断别人谈话或打扰别人的活动							
3	不切题地打断别人谈话或打扰别人的活动							
4	发出异常声音（奇怪的笑声、呻吟或哭泣）							
5	尖叫、叫喊或哀号							
6	投诉或抱怨							
7	为求关注或帮助而提出无理的要求							
8	不合作或不愿意参与活动							
9	咒骂别人或在言语上恐吓、侮辱别人							

续表

	问题	1	2	3	4	5	6	7
10	随地吐痰							
11	口头支使或勉强别人做事							
12	提出口头性要求							
13	性欲亢奋							
14	烦躁或坐立不安							
15	往返踱步或游荡							
16	无故离去或擅自进入其他场所							
17	不适当地穿衣或脱衣							
18	重复动作（摇动身子、摩擦身体或对象、轻敲物品、轻扯皮肤）							
19	不适当地处理东西（乱翻抽屉、擅取别人的物品或摸不该摸的东西）							
20	抢别人的东西							
21	储藏或收集过多或不当的物品							
22	藏匿物品							
23	出现奇怪的动作							
24	突然大发雷霆							
25	打人或自己或物品							
26	踢人或物品							
27	乱扔物品（包括食物）或从桌面上扫落物品							
28	撕破或破坏物品/财物							
29	紧靠或抓紧别人							
30	推开别人							
31	咬人或物品							
32	抓别人或自己或物品							
33	弄伤自己							
34	弄伤别人							
35	蓄意跌倒							
36	吃喝非食品类物品							
	总分							
	行为经常发生在： 早晨（　） 下午（　） 晚上（　） 全天（　） 不同行为发生在不同时间（　）							

柯氏量表中的行为问题分为言语类和行为类，每种行为有两种表现，分别为攻击性和非攻击性。每种激越行为根据其发生的次数按Likert7级评分法从"从未出现"到"每小时出现多次"依次评为1~7分，总分最低为36分，最高为252分。其意义在于分数越高，说明患者激越症状发生的次数越多。因此在计算分数时，不但要计算总分，还要计算不同类别的积分。

柯氏量表有利于标定失智老年人的症状类别，辅助制定干预目标和策略；其对症状的量化，也有助于评价干预效果。

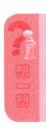

在柯氏量表的36种行为症状中，进一步规范评价患者的行为症状都有哪些？

四、激越行为评估结果及临床应用

对于存在激越行为的失智老年人，干预原则：以患者为中心，充分考虑患者的需求，通过对老年认知障碍患者激越行为发生的预防性控制及针对性护理，达到减少患者激越行为发生频率和降低患者激越行为强度的目的。

对于激越行为患者的处理流程：通过评估明确目标症状→设定现实的治疗目标→非药物干预→药物干预→评估是否需要继续干预。

（一）治疗目标的确立

对激越患者现实的治疗目标的设定并不是一步到位的，为降低激越行为发生的频率和严重程度，需要我们定期复评→调整→再复评→再调整。此外我们需要明确，对于具有破坏性的攻击行为者，要想完全治愈是不现实的，治疗目标设定宜为显著改善，这将有利于提高患者及照护者的生活质量，降低住院率。对激越行为的干预措施主要分为药物干预和非药物干预，而我们需要首先鉴别目标症状的预期干预效果，这也将有利于设定现实的干预目标，妥善地选择干预方式。一般来说，药物对听幻觉、妄想、易激惹、不合作、攻击行为、强迫动作等的干预效果较好；而对重复性的、无侵略性的行为（如无目的的漫游、重复语言、藏匿物品等）的干预效果较差。

（二）干预策略的制定

有激越行为的失智老年人往往需要多种方法综合干预，积极的非药物干预至关重要，这将使老年人服用精神药物的不良反应减少到最小，并优化其正面效果。因此，建议对失智老年人的激越行为，干预策略的制定需要围绕社会心理因素及环境因素个体化进行。

对于激越行为的非药物干预主要有以下几个建议：

（1）评价现有的环境及干预措施，积极处理潜在的诱发因素（如日常生活被打乱、环境过于刺激、有陌生人接触等可能促发激越的因素）。

（2）纠正感觉缺陷（如更换合适的助听器、眼镜、义齿等）。

（3）评价现有的药物，停用可能加重症状的药物。

（4）保持环境舒适、安静，并用患者熟悉的物品进行主要布置。

（5）为患者提供规律的日常生活安排。

（6）评价患者有无新的躯体问题。

（7）注意睡眠及进食方式（如提供易于抓握的器具、把食物切成一口可吃完的块状，利于患者自己进食）。

（8）安装安全设施预防意外。

（9）通过合适的辅助用具简化穿衣、洗澡的过程。

（10）采用专业指导下的特殊疗法，包括运动锻炼、芳香疗法、宠物疗法、音乐疗法等。

（三）对照护者影响的评价及干预

失智老年人的激越行为对照护者的影响不容忽视。激越行为本身是非常令人苦恼的，会对照护者产生巨大的工作及心理压力，这时照护者往往需要为其提供照顾和支持。照护者经常忽视了自己的身体和情感，积累的情绪有时会成为加重老年人激越的因素之一。因此，对于照护失智老年人的照护者，应该关注以下问题：

（1）注意倾听照护者的倾诉，帮助其解决一些问题。

（2）保证照护者有足够的休息时间。

（3）适当对照护者进行照护技巧、交流技巧、避免对抗、行为管理技巧等方面的教育，以增强其信心，提高其依从性。

（4）提供可供照护者使用的专业资源（社区、专业协会等）。

对失智老年人的照护尤其是对其激越行为的干预，是一项长期且艰巨的任务，切勿操之过急，也不可任其发展。提高老年人的生活质量，提升老年人的幸福感，不但对个体家庭有益，还将使整个社会变得温暖、有序、健康。

> **学中做**
>
> 两人为一组，其中一人模拟患者的照护者，另一人进行接诊评估。
> - 照护者填写柯氏量表，自行设计行为分级。
> - 接诊者根据评估结果，结合症状类型及原因分析，制定可行的干预策略。

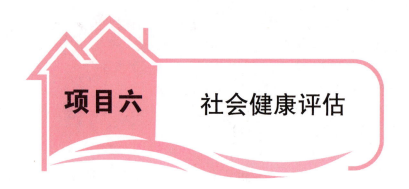

项目六 社会健康评估

【知识目标】

◇ 了解角色形成的过程与角色分类;社会环境与健康的关系。
◇ 理解老年人角色的变化;家庭周期、家庭功能与家庭危机;文化的要素与特征、文化休克的影响因素与分期表现。
◇ 掌握角色与角色适应、家庭与家庭结构、社会与社会支持、文化与文化休克的相关定义;角色适应不良的类型。

【能力目标】

◇ 能运用社会健康评估的方法,选取适宜的评估工具,对老年人的社会健康状态进行全面、准确的评估。

【素质目标】

◇ 在尊重与爱护老年人的基础上,全面评估老年人的社会健康状态与需求,准确提出相关健康问题,以期制定相应的照护计划,从而促进老年人的健康。
◇ 在社会健康评估学习的过程中勤实践、多反思,逐步提高社会健康评估技能与沟通能力。

任务一 老年人的角色与角色适应评估

一、角色与角色适应概述

（一）角色

角色的定义起源于20世纪30年代。美国社会学家米德（Mead，G. H.）将原本是戏剧术语的"角色"一词引入社会心理学领域。其又称为社会角色，即每个人在社会中扮演不同的角色，一个人就是所扮演的各种角色的总和。社会角色是与人的社会地位、身份相一致的一整套权利、义务和行为模式，一定的角色必有相应的权利和义务。

因为人的社会地位与身份在不同社会条件下有所区别，所以一个人可以同时或相继扮演不同的社会角色。老年人的一生要经历多种角色，从婴儿到少年，从青年到中年，再到老年；从学生到工作人员，再到退休人员；从儿子或女儿到为人父母，再为人祖父母。人们在不同的位置扮演不同的角色，在不同的角色中承担着不同的功能，有些角色可能是长期的，而有些角色可能是短暂的。

（二）角色适应

角色适应是指个体调整自己的角色行为使之与角色期望相协调的过程。不同的人角色适应能力不同，一般与个人的性格、家庭与社会支持及经济状况等因素有关。如家庭支持系统强的老年人更容易适应角色的改变。

进入老年期后，老年人因自身角色面临着多方面的改变需要适应。①退休后，随着收入的减少，老年人的地位从家庭中的主要收入者变为次要收入者。②老年人过去扮演父母的角色，而今又多了公婆或岳父母的角色，可能还有祖辈老年人的身份。因此，可以认为老年人在原有家庭三角形外，又形成了新的三角形和其他的关系，需承担多种角色。而有些家庭，随着子女长大，离家求学、工作、结婚，老年人将面对"空巢家庭"。③过去老年人的经验和观点很可能对于子女发挥较大的影响，而现在老年人以往的知识、经验在许多新事物面前可能显得陈旧过时，但子女们的观点与做法更符合社会潮流，老年人面临着由教导者、传授者向学习者的角色转变。

学习园地

王先生，66 岁，退休前是一名中学教师，其工资收入是家庭收入的主要来源。退休后离开老家，和老伴一起来到儿子家帮忙带孙子，平时负责买菜做饭，是做家务的主力。王先生半年前曾发生脑梗死，治疗后依然存在后遗症，有肢体活动障碍，生活自理能力下降，平时儿子儿媳上班，由老伴照顾。近日因老伴生病住院无人照顾于 2 天前送入医院，入院后王先生情绪低落，整天愁眉苦脸、唉声叹气，不愿意配合照护人员的护理活动，经常问他的儿子什么时候能接他回去。

1. 该老年人是否适应了新的角色？
2. 应该如何对该老年人进行角色评估？

（三）角色形成

角色的形成经历了角色认知和角色表现两个阶段。角色认知是个体认识自己和他人身份、地位以及各种社会角色的区别与联系的过程。模仿是角色认知的基础，先对角色产生总体印象，然后深入角色的各个部分认识角色的权利和义务。角色表现是个体行为达到自己所认知的角色要求而采取行动的过程，也是角色成熟的过程。

（四）角色分类

以"生长发育理论"为基础，角色可分为第一角色、第二角色、第三角色三大类。

1. 第一角色

第一角色也称基本角色。它决定个体的主体行为，是由每个人的年龄、性别所赋予的角色，如儿童、妇女、老年人等。

2. 第二角色

第二角色又称一般角色，是个体为完成每个生长发育阶段所需要完成的特定任务，由其所处的社会情形和职业所确定的角色，如母亲、护士等。

3. 第三角色

第三角色也称独立角色，是为完成某些暂时性发展任务而临时承担的角色。第三角色大多是可选择的，但有时是不可选择的，如护理学会会员、患者角色。角色的分类是相对的，可在不同情况下相互转化。如患者角色，因为患病是暂时的，可视为第三角色。但当疾病变为慢性病时，患者角色也随之成为第二角色。

你目前承担的角色有哪些？其中哪些属于第一角色？哪些属于第二角色或第三角色？

(五) 老年人角色变化的主要形式

1. 由主要角色转变为次要角色

主要角色为具有独立的思想和行动力、能对自己的思想和行为负责，而且能够不断地认识和改造世界的一种角色。次要角色为上述能力减弱或缺失的一种角色。转变为次要角色的老年人会出现精神沮丧，情绪低落，对未来失去信心及出现焦虑、抑郁等精神症状。

2. 由工作角色转变为退休角色

工作角色是人在社会或单位从事一份工作、担任一个或几个职务并因此而拥有一定的权利和履行一定义务的一种角色。退休则指因工作变动使原来拥有的工作权利和义务丧失。转变为退休角色的老年人可能精神空虚，无所事事，生活缺乏激情，整天唉声叹气，有度日如年的感觉。如果长期处于这种精神心理状态，老年人可出现焦虑和抑郁情绪。

3. 由配偶角色转变为单身角色

配偶角色是指一个人作为他人的丈夫或妻子，并享有作为丈夫或妻子的特定权利和义务的一种角色。单身角色则为个体的丈夫或妻子因离婚或疾病死亡而形成的一种角色。转变为单身角色的老年人可出现心情悲伤、内疚遗憾、沉迷回忆、痛苦不已等消极的心理及失眠、食欲下降等相应的生理表现。

4. 由居家角色转变为集体角色

居家角色是居住在家中与家庭成员朝夕相处，相互依存，并享有一定权利和义务的一种角色。集体角色则为住进养老机构、医院或其他老年机构，过上集体生活的一种角色。受传统"孝"文化的影响，我国老年人更倾向于居家养老，更习惯于扮演居家角色，当转变为集体角色时，大多数面临角色适应不佳，性格内向者甚至可能出现自闭、孤独、自我评价低及郁郁寡欢等现象；性格外向者可能因为与他人生活习惯等的不同产生冲突。

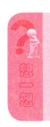

结合所学知识，你认为案例中的王先生的角色发生了哪些变化？

(六) 老年人角色变化的特点

1. 个体角色期望的变化

角色期望是个人对自己角色的认识和理解。随着年龄增长，老年人逐渐发生老化的改变，生理功能下降，而心理也较年轻时更为敏感脆弱，再加上退休带来的经济收入减少和社会角色改变以及角色期望下降，如果适应得不好，可能会出现无助感、无为感和失落感。

2. 家庭角色的变化

老年人离开工作岗位退休后，家庭成为他们主要的活动场所，家庭生活中的各种变化对老年人有着重要的影响。大部分老年人在家里由父母地位升到祖父母的位置，角色发生了改变，职责也发生了改变，可能要承担照顾第三代的任务。另外，老年人随着年龄的进一步增长，也可能发生丧偶的生活事件，进入独居的角色。

3. 社会角色的变化

社会角色的变化主要原因是经济与社会地位的变化。老年人衰老到一定的程度时，身体可能患多种慢性疾病，从而导致生活自理能力下降，老年人从而由社会主要角色转变为次要角色，由主宰者转变为依赖者，由社会财富创造者转退到社会财富的消费者。这些角色的变更容易引起老年人对角色的不适应，难以接受甚至认为自己被社会抛弃，产生无能感、无用感，具体表现为沉默寡言、情绪低落等。

学习园地

请查阅资料，分析一下对于老年人来说，还有哪些方面的角色发生了改变？并以小组讨论的形式探讨哪些方面的角色变化对老年人的生活影响较为重要，需在照护工作中进行重点评估。

（七）角色适应不良

角色适应不良是当个体的角色表现与角色期望不协调或无法达到角色期望的要求时发生的身心行为反应。它是由社会外在压力引起的主观情绪反应。角色适应不良会给个体带来生理方面和心理方面的不良反应。生理反应可有疲乏、头痛、头晕、睡眠障碍、心率加快、心率失常、血压升高等症状和体征。心理反应可造成紧张、焦虑、易激惹、自责、抑郁，甚至绝望等。角色适应不良主要包括以下几个类型。

1. 角色冲突

角色冲突是指角色期望与角色表现之间差距太大，使个体难以适应而发生的心理冲突与行为矛盾。引起角色冲突的原因有两个：一是个体需要同时承担两个或两个以上在时间或精力上相互冲突的角色，如妻子突然生病了，丈夫没有足够的时间和精力在完成工作的同时照顾妻子，发生角色冲突导致不能完成角色期望；二是对同一角色的角色期望标准不一致，如生活环境改变，原来的生活理念在新的社会环境中不被认可，而又难以迅速转变和满足新的角色期望时，可产生角色冲突。

2. 角色模糊

角色模糊是指个体对角色期望不明确，不明白承担这个角色应该如何行动而造成的不适应反应。如老年人生病入院后，对自己的疾病缺乏相关的认识，对求医诊治、配合护理工作等角色期望模糊，行为不明确。造成角色模糊的原因有角色期望太复杂、角色改变的速度太快、主要角色与互补角色之间的沟通不顺畅等。

3. 角色匹配不当

角色匹配不当是指个体的自我概念、自我价值观或自我能力与其角色期望不匹配，如让护工从事临床护士的工作。

4. 角色负荷过重和角色负荷不足

角色负荷过重是指个体角色行为难以达到过高的角色期望，角色负荷不足则是对个体的角色期望过低而使其能力不能完全发挥。角色负荷过重或不足是相对的，与个体的知识、技能、经历、观念以及动机是否与角色需求吻合有关。

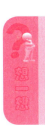

案例中的王先生是否适应了养老院的新角色？是否存在角色适应不良的现象？如果存在，你认为这属于哪个类型的角色适应不良？

二、角色与角色适应的评估

对老年人进行角色与角色适应的评估，是为了评估的老年人对自己目前在家庭、社会中所扮演的角色是否能够感知及感知的程度、对角色是否能够适应及其适应的程度、对其目前承担的角色是否满意，以便及时发现老年人是否存在角色适应问题，要及时对角色适应出现问题的老年人采取措施进行干预，防止这些问题给老年人带来生理、心理上的不良后果。角色与角色评估的主要方法包括交谈法、观察法和量表评定法。

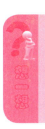

下列哪些方法适用案例中的王先生的角色与角色适应评估？在评估过程中应如何综合应用这些方法？

（一）交谈法

询问老年人的角色数量与任务、角色感知状态、角色期望与满意度、是否存在角色紧张等现象之后，对其角色进行评估。

1. 角色数量与任务

可询问老年人：您目前从事什么工作？担任什么职务？目前在家庭、工作与社会生活中承担的角色和任务有哪些？

2. 角色感知状态

可询问老年人：您是否清楚自己所承担的角色权利与义务？您觉得自己所承担的角色与责任是否合适？生病住院或住养老机构对您的常态角色、生活方式或人际关系有什么影响？

3. 角色期望与满意度

可询问老年人：您觉得目前的工作与您的身份是否相称？您目前承担的角色是否合理？是否能体现你的价值？您对自己的角色是否满意？与自己的角色期望是否相符？他人对您的角色期望又有哪些？住院是否使您产生了受挫感？

4. 角色紧张

可询问老年人：您是否感觉角色压力过重？您是否感觉难以胜任自己的角色？您觉得住院后发生了什么变化？这些变化对您有什么影响？您是否感到紧张、疲倦、头痛？

（二）观察法

观察被评估者有无角色适应不良的身心行为反应，如疲乏、焦虑、抑郁、恐惧、头痛、心悸、易激惹以及缺乏对治疗与照护活动的依从性等。

（三）量表评定法

角色功能评估常用 Barry 角色评估量表和角色功能评估量表，对于特殊的角色的评估，如照顾者角色，可采用照顾者负担问卷（Caregiver Burden Inventory，CBI）进行评估。

学中做

两人为一个小组，一位扮演王先生，另一位扮演养老院的服务工作者。

- 开展情境展演，服务工作者综合应用交谈法、观察法和量表评定法评估王先生的角色功能和角色适应状态。在情境展演过程中，老年服务工作者注意从态度上尊重并爱护王先生，注意沟通技巧。
- 服务工作者总结评估结果，准确提出王先生在角色适应方面存在的问题，和组员探讨怎样制定相应的照护计划才能满足王先生的社会健康需求。
- 情境展演结束后，服务工作者反思展演过程中的不足之处，谈一谈下次应如何改进。

任务二 家庭与家庭支持

一、家庭与家庭支持概述

（一）家庭的概念

传统意义上的家庭是指在同一处居住的，靠血缘、婚姻或收养关系为基础而组成的社会组织的基本单位。家庭的内涵随着社会经济文化的发展而发生变化，通常认为，家庭作为一种初级社会群体，由婚姻关系、血缘关系及收养关系所构成，组成家庭的成员应共同生活，有较多面对面的交往，有直接的互动与合作，并实现经济和情感的深入交往。与此同时，家庭成员也共同履行义务、承担职责和分享友爱，形成归属感。与其他关系相比，家庭关系最为密切、深刻，若家庭关系和谐，家庭功能健全，家庭成员的身心都会十分健康。

> **学习园地**
>
> 王女士，67岁，3年前因丧偶来女儿女婿家一起居住。王女士的女儿是全职家庭主妇，育有一个2岁的儿子，平时王女士帮她做家务和带孩子。王女士的女婿是某公司高级管理者，收入丰厚，负责家里的经济开支，也是家里的主要决策者，因平时工作较忙，女婿对家里的活动参与较少，与家人沟通较少，家庭氛围一般。近两年，王女士出现记忆减退，总是丢三落四的，现在情况加重，有时出门后会因为迷路找不到家，去医院诊断为阿尔茨海默病中期。这一周时常晚上在家不睡觉，吵着要出去玩，有时语无伦次，而且经常情绪激动，有时还动手打女儿。女儿感觉照顾困难，送入医院。入院后，女儿和女婿因家务事多、工作忙碌，很少来探视王女士。
> 1. 家庭与家庭支持评估的重点评估内容有哪些？
> 2. 对王女士进行家庭与家庭支持评估，还需要收集哪些资料？

（二）家庭结构

家庭结构是指家庭内部的构成和运作机制，反映家庭成员间的相互作用与关系，包括家庭人口结构、权利结构、角色结构、沟通过程和家庭价值观。

1. 家庭人口结构

家庭人口结构即家庭类型是指家庭人口的组成。按家庭人口组成的规模、数量和人口特征，家庭结构可以分为核心家庭、主干家庭、单亲家庭、重组家庭、无子女家庭、同居家庭、老年家庭7个类型，见表6-1。

表6-1 家庭结构类型

类型	人口特征
核心家庭	夫妻及其婚生或领养子女
主干家庭	核心家庭成员加上夫妻任一方的直系亲属，如祖父母、外祖父母
单亲家庭	夫妻任何一方及其婚生或领养子女
重组家庭	再婚夫妻与前夫和（或）前妻的子女以及其婚生或领养子女
无子女家庭	仅夫妻二人，无子女
同居家庭	无婚姻关系而长期居住在一起的夫妻及其婚生或领养子女
老年家庭	仅老年夫妇二人

2. 家庭权利结构

家庭权利结构是指家庭中家庭成员（如夫妻间、父母与子女间）在影响力、控制权和支配权方面的相互关系。家庭权利结构包括4种类型：①传统权威型，是指由传统习俗继承而来的权威，如父系家庭中父亲被视为家庭的主要权威人物；②工具权威型，是指由养家能力、经济权利决定成员的权威；③分享权威型，是指家庭成员彼此协商，根据各自能力和兴趣分享权利；④感情权威性，是指由在感情生活中起决定作用的一方决定。

3. 家庭角色结构

家庭角色结构是指家庭对每个占有特定位置的家庭成员所期待的行为和规定的家庭权利、责任和义务，如父母有抚养未成年子女的义务，也有要求成年子女赡养的权利。家庭角色可以是公开的，如性别角色、照顾者角色，也可以是不公开的，如责罚者角色、统治者角色，其中有些角色不利于家庭功能的正常运转，需要进行调整与转变。良好的家庭角色结构应具有以下特征：①每个家庭成员都能认同和适应自己的角色；②家庭成员的角色期望一致，并符合社会规范；③角色期待能满足家庭成员的心身社会发展需要。

4. 家庭沟通过程

家庭沟通过程是指家庭成员之间传递信息的过程，其形式最能反映家庭成员间的相互作用与关系，也是家庭和睦和家庭功能正常的保证。家庭沟通的方式包括直接沟通与间接沟通，开放式沟通与封闭式沟通，以及横向沟通与纵向沟通。家庭内部沟通良好的特征：①家庭成员对家庭沟通充满自信，能进行广泛的情感交流；②沟通过程中应尊重对方的感受与信念；③家庭成员能坦诚地讨论个人与社会问题；④不宜沟通的领域极少。家庭成员间如出现自我为中心者或内向自卑者、习惯采用间接与隐含交流方式等则会影响交流效果。

5. 家庭价值观

家庭价值观是指家庭成员对家庭活动的行为准则与生活目标所持有的共同态度和基本信念。它决定家庭成员的行为方式和对外界干预的感受与反应,并可影响家庭的权利结构、角色结构和沟通方式。

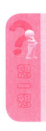

王奶奶入院前的家庭人口结构是哪种类型?她家的家庭权利结构是哪种类型?她的家庭成员各自承担了哪些家庭角色?

(三)家庭生活周期

家庭生活周期是指从家庭单位的产生、发展到解体的整个过程。根据 Duvall 模式,家庭生活周期分为8个阶段(表6-2),每个阶段都有特定的任务,需要家庭成员协同完成;否则,会对家庭成员的健康产生不良影响。

表6-2 家庭生活周期

周期	定义	主要任务
新婚	男女结合	沟通与彼此适应,性生活协调及计划生育
第一个孩子出生	最大孩子0~30个月	适应父母角色,应对经济及照顾初生孩子的压力
有学龄前儿童	最大孩子30个月至6岁	孩子上幼儿园、上小学等;培育孩子有效的社会化技能
有学龄儿童	最大孩子6~13岁	儿童身心发展,孩子上学及教育问题
有青少年	最大孩子13~20岁	与青少年沟通,青少年责任与义务、性、与异性交往等方面的教育
有孩子离家创业	最大孩子离家至最小孩子离家	接纳和适应孩子离家,发展夫妻共同兴趣,继续给孩子提供支持
父母独处(空巢期)	父母独处至退休	适应仅有夫妻二人的生活,巩固婚姻关系,保持与新家庭成员(如孙辈)的接触
退休(65岁退休)	退休至死亡	正确对待和适应退休、衰老、丧偶、孤独、生病、死亡等

（四）家庭功能

家庭功能主要表现在保持家庭的完整性，满足家庭及其成员的需要，实现社会对家庭的期望等方面。其主要包括生物功能、经济功能、文化功能、教育功能和心理功能。家庭功能的健全与否与个体身心是否健康密切相关，通常，家庭功能越健全，则家庭成员的社会适应性越好，健康状况越容易维持。

1. 生物功能

是家庭最原始、最基本的功能，包括生儿育女使家族得以延续。另外，家庭成员的繁衍是社会持续存在的保证，也包括维持家庭成员的安全与健康，为健康状态不佳的成员提供良好的支持与照顾，这对于老年人来说尤为重要。

2. 经济功能

家庭成员通过参加社会化的劳动，获取财产满足家庭成员衣、食、住、行、育、乐等方面的基本生活需求，维持家庭生存的消费能力，并为家庭成员提供稳定的生活环境。

3. 心理功能

家庭成员通过相互关心、理解、包容，为健康状态不佳的成员在安全与健康方面提供良好的心理支持与照顾，建立互相关心的家庭气氛，维持家庭内部的稳定，使家庭成员有归属感和安全感。

4. 文化功能

家庭通过亲友往来、文化娱乐等活动传递社会道德、风俗或时尚等，并以此培养家庭成员的社会责任感、社会交往意识与技能。

5. 教育功能

包括言传身教，培养家庭成员的文化修养与价值观、社会责任感、社会交往意识与技能，促进健全人格发展。家庭教育在社会教育中占有特殊的地位，包括父母教育子女和家庭成员之间相互教育，其中父母的教育子女在家庭教育中占有重要的地位。父母作为孩子的第一任老师和终身老师，对其品行、个性观念及健康心理观的形成有重大的影响。

知识链接

家庭资源

家庭资源是家庭为了维持其基本功能、应对压力事件和危机状态所需的物质、精神与信息等方面的支持。家庭资源分内部资源和外部资源。内部资源包括经济支持、健康防护支持、精神与情感的支持、信息与教育支持、结构支持和维护支持；外部资源包括社会资源、文化资源、医疗资源和宗教资源。

（五）家庭危机

家庭危机是指家庭压力超过家庭资源时，出现家庭功能失衡状态。家庭内的主要压力源：①家庭经济收入低下或减少；②家庭成员关系的改变与终结，如离婚、分居、丧偶；③家庭成员角色的改变，如初为人夫、人父，收养子女，退休；④家庭成员的行为违背家庭期望或损害家庭荣誉，如酗酒、赌博、吸毒、乱伦等；⑤家庭成员生病、残障、没有工作能力等。

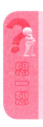

结合所学的知识，请分析和思考下列问题：王女士的家庭体现了哪些家庭功能？你认为哪些方面的家庭功能可能存在不足？

二、家庭和家庭功能的评估

老年人的身体与精神健康与家庭及家庭功能息息相关，家庭和家庭成员的行为影响着老年人对健康的认识及信念，也组成了家庭成员之间某些固定的生活习惯，持续影响老年人；家庭的经济、心理等功能也直接影响老年人的健康水平。家庭与家庭功能评估的方法主要包括交谈法、观察法与量表评定法。

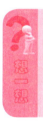

案例中的王女士现在已经处于阿尔茨海默病中期，有语言表达和思维障碍等认知功能障碍。你认为应如何开展其家庭和家庭功能评估？可以采用哪些评估方法？

（一）交谈法

交谈法主要用于评估老年人的家庭人口、权利结构、沟通过程、家庭价值观以及家庭功能情况等。

1. 家庭人口结构

可以通过询问老年人"您家里一共有几口人，您的家庭成员都由哪些人组成？"来评估老年人的家庭成员及人口组成情况。

2. 家庭权利结构

可以通过询问老年人"您家里的大事小事通常由谁做主？家里遇有麻烦时通常由谁提出意见和解决方法？"来了解老年人的家庭权利结构。

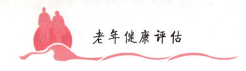

3. 家庭角色结构

可以通过询问老年人"您在家里所承担的角色有哪些？您家里其他成员各自承担的角色情况是什么样的？您对其他人的角色满意吗？"来评估老年人家庭成员的角色结构以及各成员的角色是否符合家庭的角色期望，是否存在角色适应不良的问题。

4. 家庭沟通过程

可以通过询问老年人"您家里的气氛是否和睦、快乐，家庭成员有想法或意见时是否能开诚布公地提出来？"来了解老年人家庭内部的沟通过程是否良好。

5. 家庭价值观

可以通过询问老年人"您家里的家庭规矩有哪些？日常生活规范有哪些？您和您的家人如何看待吸烟、酗酒等行为？家庭成员之间是否提倡彼此关心与照应？"来了解老年人的家庭价值观。

6. 家庭功能

可以通过询问老年人"您的家庭收入情况怎么样？您家里的花费是否超过了支付能力？您对孩子的培养与成长是否满意？您的家庭成员之间是否能互相照顾（尤其是对患病的成员）？"等来评估老年人的家庭功能。

（二）观察法

观察的内容包括家庭居住条件，家庭成员衣着、饮食，家庭氛围，家庭成员间的亲密程度，每个成员是否能认同和适应自己的角色，是否对某一角色的期望一致，家庭权利结构、沟通过程等。在与家庭接触过程中，应该观察是谁在回答问题，谁做决定，而谁一直保持沉默，以及家庭各成员的情绪。如果被评估者为家庭中某一成员，应重点观察其是否积极地表达自己的想法，是否与其他成员有充分的目光交流，是否允许他人发表意见等。

（三）量表评定法

评估家庭功能常用的量表有 APGAR 家庭功能评估量表、家庭功能评定量表（Family Assessment Device, FAD）、Smilkstein 的家庭功能量表以及 Procidano 和 Heller 的家庭支持量表及家庭亲密度和适应性量表中文版（Family Adaptability and Cohesion Evaluation Scales, FACESII‒CV）。

1. APGAR 家庭功能评估量表

该量表（表 6‒3）的评估项目涵盖了家庭功能的 5 个重要部分。适应度 A（adaptation）、合作度 P（partnership）、成长度 G（growth）、情感度 A（affection）和亲密度 R（resolve），可用于评估老年人的家庭功能有无障碍及障碍程度。量表采取自评方式，评分为 7~10 分表示家庭支持良好，无家庭功能障碍；4~6 分表示家庭功能存在中度障碍；0~3 分表示家庭功能存在严重障碍。

表 6-3 APGAR 家庭功能评估量表

维度	问题	经常这样/2分	有时这样/1分	几乎很少/0分
适应度	当我遭遇困难时，可以从家人处得到满意的帮助			
合作度	我对家人和我讨论各种事情以及分担问题的方式很满意			
成长度	当我希望从事新的活动或发展时，家人都能接受且给予支持			
情感度	我对家人表达情感的方式以及对我的情绪（愤怒、悲伤、爱）的反应很满意			
亲密度	我对家人与我共度时光的方式很满意			
问卷的分数： 家庭功能评价：		7~10分：无家庭功能障碍 4~6分：家庭功能存在中度障碍 0~3分：家庭功能存在严重障碍		
评分方法：经常这样=2分；有时这样=1分；几乎很少=0分。				

2. Smilkstein 的家庭功能量表

该量表（表 6-4）采用自评的方式进行评估，得分越高，表示家庭支持度越高，以及家庭功能越好。7~10 分表示家庭支持良好，无家庭功能障碍；4~6 分表示家庭功能存在中度障碍；0~3 分表示家庭功能存在严重障碍。

表 6-4 Smilkstein 的家庭功能量表

	经常	有时	很少
1. 当我遇到困难时，可以从家人那里得到令我满意的帮助			
补充说明：			
2. 我对家人跟我讨论和分担问题的方式很满意			
补充说明：			
3. 当我从事新活动或希望发展时，家人能接受并愿意给我支持			
补充说明：			
4. 我对家人对我表达感情的方式以及对我情绪（如愤怒、悲伤、爱）的反应很满意			
补充说明：			
5. 我对家人与我共度时光的方式很满意			
补充说明：			
评分方法：经常=3分，有时=2分，很少=1分。			

3. Procidano 和 Heller 的家庭支持量表

该量表（表6-5）采用自评的方式进行评估，总得分越高，则表示家庭支持度越高。

表6-5 Procidano 和 Heller 的家庭支持量表

	是	否
1. 我的家人给予我所需的精神支持		
2. 遇到棘手的事时，我的家人帮我出主意		
3. 我的家人愿意倾听我的想法		
4. 我的家人给予我情感支持		
5. 我和我的家人能开诚布公地交谈		
6. 我的家人分享我的爱好与兴趣		
7. 我的家人能时时察觉到我的需求		
8. 我的家人善于帮助我解决问题		
9. 我和我的家人感情很深		
评分方法：是=1分，否=0分。		

4. 家庭亲密度和适应性量表中文版

该量表（表6-6）包括亲密性和适应性两个分量表，共计30个条目，采用五级评分，从"不是"到"是"分别记1~5分，其中条目3、9、19、24、28、29为反向计分。被评估者在亲密度和适应性上的各自实际感受得分减去理想得分的差的绝对值为被评估者的不满意程度，数值越大，则表明不满意程度越大。

表6-6 家庭亲密度和适应性量表中文版

指导语：这里有30个家庭关系和活动的问题，该问卷所指的家庭是指与您共同食宿的小家庭。请按照您家庭目前的实际情况来回答，回答时，请在右侧5个不同的答案中选一个您认为最适当的答案，并在相应的数字上打"√"。

	不是	偶尔	有时	经常	总是
1. 在有难处的时候，家庭成员都会尽最大的努力相互支持	1	2	3	4	5
2. 每个家庭成员都可以随便发表自己的意见	1	2	3	4	5
3. 家庭成员比较愿意与朋友商讨个人问题而不太愿意与家人商讨	5	4	3	2	1
4. 每个家庭成员都参与做出重大家庭决策的过程	1	2	3	4	5
5. 所有家庭成员聚集在一起活动	1	2	3	4	5
6. 对于长辈的教导，晚辈可以发表自己的意见	1	2	3	4	5

续表

	不是	偶尔	有时	经常	总是
7. 在家中，有事大家一起做	1	2	3	4	5
8. 家庭成员一起讨论问题，并对问题的解决感到满意	1	2	3	4	5
9. 家庭成员与朋友的关系比家庭成员之间的关系更亲密	5	4	3	2	1
10. 在家庭中，我们轮流承担不同的家务	1	2	3	4	5
11. 大家都熟悉每个家庭成员的亲密朋友	1	2	3	4	5
12. 家庭状况有变化时，家庭平常的生活规律和家规很容易有相应的改变	1	2	3	4	5
13. 做决策时，喜欢与家庭成员商量	1	2	3	4	5
14. 当出现矛盾时，家庭成员间相互妥协	1	2	3	4	5
15. 在我家，娱乐活动都是全家一起做的	1	2	3	4	5
16. 在解决问题时，孩子们的建议可以被接受	1	2	3	4	5
17. 家庭成员之间的关系非常密切	1	2	3	4	5
18. 我家的家教是合理的	1	2	3	4	5
19. 在家中，每个家庭成员习惯单独活动	5	4	3	2	1
20. 我家喜欢用新的方法解决问题	1	2	3	4	5
21. 家庭成员都能按家庭所做的决定去做事	1	2	3	4	5
22. 在我家，每个家庭成员都分担家庭义务	1	2	3	4	5
23. 家庭成员喜欢在一起度过闲暇时光	1	2	3	4	5
24. 尽管家庭成员有这样的想法，家庭的生活规律和家规还是难以改变	5	4	3	2	1
25. 家庭成员都很主动对家里其他人说自己的心里话	1	2	3	4	5
26. 在家里，家庭成员可以随便提出自己的要求	1	2	3	4	5
27. 在家里，每个家庭成员的朋友都会受到极为热情的接待	1	2	3	4	5
28. 当家庭发生矛盾时，家庭成员会把自己的想法藏在心里	5	4	3	2	1
29. 在家里，我们更愿意分开做事，而不太愿意和全体家庭成员一起做	5	4	3	2	1
30. 家庭成员可以分享彼此的兴趣和爱好	1	2	3	4	5

学中做

四人为一个小组，一位扮演王女士，两位分别扮演王女士的女儿和女婿，另一位扮演养老院服务工作者。

● 开展情境展演，服务工作者综合应用交谈法、观察法和量表评定法评估王女士的家庭和家庭功能。在展演过程中，服务工作者注意观察家庭的沟通与氛围。

● 服务工作者总结评估结果，准确提出王女士的家庭在家庭功能方面存在的问题，然后和组员探讨应如何联合家人一起制定相应的家庭支持与照护计划。

● 情境展演结束后，服务工作者反思展演过程中有什么不足之处，谈一谈下次应如何改进。

任务三 社会环境与社会支持

一、社会环境与社会支持概述

（一）社会环境

社会环境包括经济、文化、教育、制度、法律、生活方式、社会关系及社会支持等诸多方面，它是人类物质文明和精神文明的标志，并随着人类文明的进步而不断地丰富和发展。社会环境与老年人的生活息息相关，与老年人的健康有着密切的联系。

学习园地

刘女士，64岁，初中文化，家庭主妇，性格较内向，和邻居关系一般。目前，其家庭收入主要为丈夫的退休金。夫妻二人育有一个儿子，在外地工作，儿子和儿媳都很孝顺，时常带孙子回家探望父母。刘女士平时身体健康，但其丈夫患高血压多年，平时爱吃油腻、重口味的食物，也不听医生的建议按时服药及戒烟戒酒，刘女士劝告丈夫时总被嫌啰唆，后来就很少再管了。有一天，刘女士的丈夫突然说自己头痛，然后丧失意识了，拨打120急救电话叫救护车到医院后抢救无效，因脑出血死亡。刘女士很后悔以前没能多劝劝丈夫，吃不下，睡不着，身体日渐虚弱，因在家感觉孤独又没人照顾，于是入住养老院。儿子想接她去外地居住，刘女士怕不适应环境，担心给儿子带来麻烦，也怕和儿媳相处得不愉快，而长期住养老院又担心以后没钱支付相关费用，这段时间心事重重，郁郁寡欢。作为她的照护人员，请回答以下问题：

1. 还需要收集哪些资料来了解刘女士的社会环境与社会支持情况？
2. 可以采用哪些方法对刘女士进行社会环境与社会支持评估？

（二）社会关系与社会支持

个体的社会关系包括与之有直接或间接关系的所有人或人群（如亲友、邻居、同事、各种社团等），个体的社会关系网越健全，人际关系越融洽，个体越容易得到所需要的信息、情感、物质支持，社会学家将这些从社会关系中获得的支持统为社会支持。社会支持一方面包括客观的、可见的或实际的支持，如物质上的直接支持，团体关系的存在和参与；另一方面是主观的、体验到的情感支持，如老年人在社会中被理解、被尊重、被支持的情感体验和满意程度。

社会支持除了受实际的客观支持和对支持的主观体验影响外，还需要考虑个体对支持的利用情况。个体对社会支持的利用存在着差异，有些人虽然可以获得支持，却拒绝别人帮忙；同时，人与人的支持是一个相互作用的过程，一个人在支持别人的同时，也为获得别人的支持打下了基础。因此，对社会支持的评估有必要把人对支持的利用情况作为社会支持的第三个维度。

学中做

和小组成员探讨以下问题：对于老年人，哪些社会关系比较重要？应如何促进老年人的社会支持？

（三）社会环境与老年人健康的关系

在整个社会环境中，经济、文化、教育水平、生活方式、社会支持对老年人的健康影响较大，是社会环境评估的重点。下面主要介绍经济、生活方式及社会支持对老年人健康的影响。

1. 经济

经济是保障老年人衣、食、住、行基本需求以及享受健康服务的物质基础，也是社会环境中对老年人影响最大的因素。当经济状况不佳时，老年人不仅为吃饱穿暖而终日劳累奔波，身心疲乏，容易患病，很少进行体检，而且患病时也得不到及时和应有的治疗，还容易在住院过程时出现角色适应不良的现象。

2. 生活方式

生活方式是指经济、文化、政治等因素相互作用所形成的人们在衣、食、住、行、娱乐等方面的社会行为，对老年人的健康有着重要的影响。老年人如存在不良的饮食习惯（如高脂高盐饮食或暴饮暴食）、吸烟、酗酒、长期熬夜、体育锻炼及体力消耗过少、生活过于紧张等不健康的生活方式，可能出现肥胖、高血压、心肌梗死、消化性溃疡等多种疾病，严重危害健康。

3. 社会关系与社会支持

社会关系与社会支持是社会环境中非常重要的方面，它关系到老年人的身心调节与适应能力、生活质量以及对治疗、照护活动的依从性。对老年人维护身心健康、提高主观幸福感起到重要的作用。

社会支持的分类

社会支持可以分为以下三类。

（1）第一类为客观的现实支持，主要是指物质上直接的支持，或对于现实存在的社会团体的直接参与和社会关系的维持，拥有稳定的社会关系（如家庭、婚姻、朋友、同事等）；也拥有不稳定的社会关系维系，如非正式的团体和组织的参加、暂时的和临时性的社会交往等。

（2）第二类是主观感受到的情感支持，即一般人在社会生活中受到尊重、支持和理解的情感体验过程及主观满意程度。除现实中感受到的客观支持和对支持的主观体验外，社会支持的内容还包括了个体对所获得的支持资源的利用状况。

（3）第三类是对社会支持的个人利用程度。一般来说，每个人根据自身情况的不同，对社会支持的利用程度也不同。

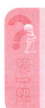

案例中影响刘女士丈夫健康的社会环境因素主要有哪些？刘女士是否给了其丈夫适宜的社会支持？目前，刘女士得到的社会支持是否充足？

二、社会环境与社会支持的评估

社会环境直接影响老年人的生理健康，众多流行病学研究也发现，与社会隔离或与社会结合紧密程度的高低会影响身心健康水平。由此可见，社会环境与社会支持对老年人身心健康的影响，需要加强评估力度。社会环境与社会支持的评估方法主要包括交谈法、量表评定法与观察法。

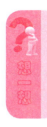
对于案例中的刘女士，你认为适用于她的社会支持评估量表是哪个？考虑其社会支持程度，你建议刘女士选择长期在养老院生活还是去儿子家生活？

（一）交谈法

1. 经济情况

可以询问老年人"您目前的收入来源主要是什么？您和您的配偶一年的收入是多少？您觉得您的收入够用吗？您现在的经济状况是否需要其他人的资助？您的家庭经济来源有哪些？您认为您的经济和同龄人相比情况怎么样？您医疗费用支付的方式是什么？您的收入足够支付医疗费用吗？您认为今后的经济是否能满足您的需要？"等问题对其经济能力进行评估。

2. 生活方式

可以询问老年人"您的生活是否规律？您在饮食、睡眠、运动方面有哪些习惯？您喜欢吃什么样的食物？喜欢哪些运动？您的个人爱好有哪些？您的睡眠情况怎么样？您有无吸烟、酗酒？"以及可以与其亲友交谈，询问老年人的饮食、睡眠、活动、娱乐等方面的习惯与爱好来了解其生活方式。

3. 社会支持

可以询问老年人"您的家庭关系是否稳定？家庭成员之间是否彼此尊重？您与邻居的关系如何？您的家庭成员及同事是否能为您提供所需的支持与帮助？您感觉在工作中生活中是否得到应有的尊重与理解？各种合理需求是否被及时满足？"等问题，了解其社会支持与社会评价情况。如果是住院患者，还需要询问："您与医生、护士及病友的关系如何？他们是否对您有应有的尊重与关心？您能否获得及时、有效的治疗与护理？您的各种合理需求是否能得到满足？"

（二）量表评定法

测量社会支持以及对支持的利用度的评估量表主要有社会支持评定量表（表6-7）、鲁宾社会网络量表（Lubben Social Network Scale，LSNS）、Blumenthal和Zimer介绍与编制的领悟社会支持量表。社会支持评定量表由肖水源编制与修订，用于测量社会支持程度的高低，信效度较高，在国内应用得较为广泛。量表分为3个维度：客观支持（所接受到的实际支持）3个条目、主观支持（所能体验到的或情感上的支持）4个条目和对支持的利用度（反映个体对各种社会支持的主动利用，包括倾诉方式、求助方式和参加活动的情况）3个条目，总量表共10个条目，总得分和各分量表得分越高，说明社会支持程度越好；得分越低，说明社会支持程度越差，社会支持需求越高。

表6-7 社会支持评定量表

1. 您有多少个关系密切，且可以得到支持和帮助的朋友？（只选一项）
(1) 一个也没有　　　　(2) 1~2个　　　　(3) 3~5个　　　　(4) 6个或6个以上
2. 近一年来您：（只选一项）
(1) 远离他人，且独居一室　　　　(2) 住处经常变动，多数时间和陌生人住在一起
(3) 和同学、同事或朋友住在一起　　(4) 和家人住在一起
3. 您与邻居：（只选一项）
(1) 相互之间从不关心，只是点头之交　　(2) 遇到困难可能稍微关心
(3) 有些邻居很关心您　　　　　　　　(4) 大多数邻居都很关心您
4. 您与同事：（只选一项）
(1) 相互之间从不关心，只是点头之交　　(2) 遇到困难可能稍微关心
(3) 有些同事很关心您　　　　　　　　(4) 大多数同事都很关心您
5. 从家庭成员得到的支持和照顾（在合适的框内画"√"）

	无	极少	一般	全力支持
A. 夫妻（恋人）				
B. 父母				
C. 儿女				
D. 兄弟姐妹				
E. 其他成员（如嫂子）				

6. 过去，在您遇到急难情况时，曾经得到的经济支持和解决实际问题的帮助的来源有：
(1) 无任何来源　　　　　　　　　　(2) 下列来源：（可选多项）
A. 配偶；B. 其他家人；C. 亲戚；D. 朋友；E. 同事；F. 工作单位；G. 党团工会等官方或半官方组织；H. 宗教、社会团体等非官方组织；I. 其他（请列出）
7. 过去，在您遇到急难情况时，曾经得到的安慰和关心的来源有：
(1) 没有任何来源　　　　　　　　　(2) 下列来源：（可选多项）
A. 配偶；B. 其他家人；C. 亲戚；D. 朋友；E. 同事；F. 工作单位；G. 党团工会等官方或半官方组织；H. 宗教、社会团体等非官方组织；I. 其他（请列出）
8. 您遇到烦恼时的倾诉方式：（只选一项）
(1) 从不向任何人倾诉　　　　　　　(2) 只向关系极为密切的1~2个人倾诉
(3) 如果朋友主动询问您会说出来　　(4) 主动诉述自己的烦恼，以获得支持和理解
9. 您遇到烦恼时的求助方式：（只选一项）
(1) 只靠自己，不接受别人的帮助　　(2) 很少请求别人的帮助
(3) 有时请求别人帮忙　　　　　　　(4) 有困难时经常向家人、亲友、组织求援
10. 对于团体（如党团组织、宗教组织、工会、学生会等）组织的活动：（只选一项）
(1) 从不参加　　　　　　　　　　　(2) 偶尔参加
(3) 经常参加　　　　　　　　　　　(4) 主动参加并积极活动

总分：

使用指南：（1）量表计分方法：第1~4，8~10条每条只选一项，选择1、2、3、4项分别记1、2、3、4分；第5条A、B、C、D 4项计总分，每项从无到全力支持分别计1~4分；第6、7条如回答"无任何来源"则记0分，有几个来源计几分。（2）量表分析方法：总分即10个条目得分之和；第2、6条评分之和为客观支持分；第1、3、4、5条评分之和为主观支持分；第8、9、10条为对支持的利用度。

此外，家庭关系不佳和社交网络薄弱的老年人要注意评估其是否被虐待，国外常用评估量表为虐待筛查指标（IOA）、老年人评估量表（EIA）、照顾者虐待老年人评估量表（CASE），因与国外存在文化差异，国内有些评估采用翻译后的国外量表，也有些使用自制量表。

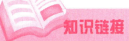

老年人评估量表

老年人评估量表是 Fulmer 等在 1984 年编制的量表，主要用于老年人身体虐待、精神虐待、经济虐待、疏忽照顾和遗弃的评估，适用医院、社区和养老机构。该量表共 44 个条目，分为一般评估、忽视评估、日常生活方式、社会评估、医疗评估、感情/心理忽视和评估总结 7 部分，由专业人员（如老年专科护理人员）在观察老年人后根据观察结果填写。老年人评估量表的每个条目以 1~44 个证据等级和不能评估进行描述，如 1 = 没证据，2 = 可能没证据，3 = 可能有证据，4 = 有证据，9999 = 不能评估。尽管老年人评估量表并不呈现最终的得分情况，但是任何一个没有临床解释的阳性证据、老年人主观抱怨被虐待或卫生保健人员怀疑的虐待和疏忽照顾都需要社会服务人员进行干预。

（三）观察法

可以直接观察老年人的饮食、睡眠、活动、娱乐、嗜好等生活习惯，评估其有无不良生活方式；可以观察老年人的社会活动参与情况及与邻居之间相处是否和谐，以及家庭成员对老年人的态度，老年人有没有被虐待的表现与体征等。注意，在使用观察法时，需耐心细致、客观，避免主观臆测。

学中做

四人为一个小组，一位扮演刘女士，两位分别扮演刘女士的儿子和儿媳，另一位扮演养老院服务工作者。
- 开展情境展演，服务工作者综合应用交谈法和量表评定法评估刘女士的社会环境和社会支持。在评估过程中应注意尊重刘女士及其家属，加强观察，适当应用沟通技能。
- 服务工作者总结评估结果，准确地提出刘女士在社会环境和社会支持方面存在的问题，结合家人的支持程度，探讨居家照护或养老院照护的适宜性，协助刘女士及家人做出决策，并帮忙制定相应的照护计划。
- 情境展演结束后，服务工作者反思展演过程中存在的不足之处，谈一谈下次应如何改进。

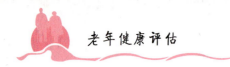

任务四 文化

一、文化的概述

文化是特定人群为适应社会环境和物质环境而共有的行为和价值模式。文化是人类特有的现象，是社会历史的积淀，是人们长期创造形成的产物，也是一种思考和行动的范型，它是一种社会现象，也是一种历史现象。

广义的文化是指社会物质财富和精神财富的总和。人类生产活动的一切产物，如新的发明、产品都属于物质文化，而语言、文字、观念、艺术等人类智慧的精神产品，称为精神文化。狭义的文化即精神文化，包括思想意识、宗教信仰、文学艺术、规范、习俗、教育、科学技术和知识等。

在生活中，文化现象联结着社会生活和社会运行的各个方面。文化与健康的影响是相互的、多层面的，人们在疾病的治疗、护理及预防保健等行为上都无法摆脱文化因素的影响。

学习园地

李先生，今年62岁，小学文化，平时与人沟通以使用方言为主，2年前因老伴病故，从老家搬到省城和儿子一起居住，其退休前是一名建筑工人，患有糖尿病多年。2个月前在小区因意外跌倒发生右下肢骨折，从医院出院后因日常生活能力下降，家中无人照顾于昨天送入医院。入院后，李先生报怨不喜欢房间的布置，也吃不惯食堂的饭菜，也不喜欢糖尿病饮食，因和室友及他人交流困难，经常无缘无故发脾气，不时按铃呼叫照护人员。

1. 该老年人可能发生了什么情况？
2. 应该如何对该老年人进行评估？

（一）文化的要素

文化的要素包括价值观、语言、知识、信仰、艺术、法律、风俗习惯、风尚、生活态度和行为准则，以及相应的物质表现形式。其中价值观、信念与信仰、习俗是文化的核心要素，并与健康密切相关。

1. 价值观

价值观是个体对生活方式与生活目标、价值的看法或思想体系，是个体在长期的社会化过程中，经后天学习逐步形成的，一般包括生活目标以及相关的行为方式。价值观是信念、态度与行为的基础，不同的个体、不同的文化有不同的价值观。通常，价值观与健康行为是一致的。价值观能帮助个体认识自己的健康问题，左右个体决策健康问题的轻重缓急，影响个体对健康问题的认识、对治疗手段的选择以及对疾病和治疗、护理的态度。比如，有些老年人认为"有钱难买老来瘦"，过于以瘦为美，导致身体营养不良。

2. 信念与信仰

信念是指个体认为可以确信的看法，是个人在自身经历中积累起来的认识原则，是与个性和价值观念相联系的一种稳固的生活理想。信仰则是人们对某种事物或思想、主义的极度尊崇与信服，并把它作为自己的精神寄托和行为准则。

健康信念是与个体健康密切相关的一种信念，它直接影响人的健康行为和就医行为。受传统观念和世俗文化的影响，我国多数老年人长期以来把有无疾病作为健康与不健康的界限，将健康单纯理解为"无病、无残、无伤"，而很少从心理、社会等方面综合、全面地衡量自己的健康水平。因此，在健康评估时，应重视对老年人的健康信念进行评估。

与精神健康关系较为密切的还有信仰。信仰是指个人将自己的信念寄托在某人、某物或者某种主张上，对该种事物的极度相信和尊崇。信仰通常用来形容个人对宗教的敬仰，将其作为自己的行动指南。人们渴求信仰有多重原因，而早期通常源自对死亡的恐惧。

3. 习俗

习俗又称风俗，是指一个群体或民族在生产、居住、饮食、沟通、婚姻与家庭、医药、丧葬、节日、庆典、礼仪等物质文化生活上的共同喜好与禁忌，世代相沿，并在一定程度上体现各民族的生活方式、历史传统和心理情感。因为是长时间形成的，风俗对人们有着很强的制约作用，风俗习惯对人有积极的一面，也有不良的影响。比如有些农村的风俗认为老年人再婚是不恰当的，这在一定程度上影响了老年人再找生活伴侣的积极性，不利于老年人的身心健康。

习俗中和健康关系较为密切的主要是饮食习惯、沟通方式、婚姻与家庭关系、居住方式与生活方式，以及传统医药等。其中，又以传统医药与健康行为关系最为密切。我国多个民族有其独特的传统医药，一些简单易行的民间疗法被该民族人们熟知与信赖，对习俗的评估有助于照护人员在不违反医疗原则的前提下选择患者熟悉并乐于接受的照护措施。

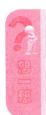
案例中的李先生，入住养老院后，对其文化适应影响最大的因素有哪些？是否可以解决？

(二）文化的特征

文化是一个内涵丰富、外延广泛的复杂概念，具有以下几个特征。

1. 民族性

文化具有鲜明的民族特色、民族风格和民族气派，是维系民族生存与发展的精神纽带，如中华文化的民族性表现为自强不息精神、爱国主义精神、宽容和谐精神、崇尚道德精神。

2. 继承性与发展性

继承是发展的必要前提，而发展是继承的必然要求。文化在继承的基础上发展，在发展的过程中继承，所以连绵不断，世代相传，只有这样，人类才能繁衍生息，向前发展。

3. 获得性

文化不是通过遗传天生具有的，而是人们学而知之、后天学习获得的。如语言、习惯、风俗、道德，以及科学知识、技术等都是后天学习得到的。

4. 共享性

共享性是指文化具有为一个群体，一个社会乃至全人类共享的特性。文化是共有的，是人类共同创造的社会性产物，文化通过共享，使更多的人获得信息，给更多的人带来价值，最终促进社会生产力的发展。

5. 整合性

整合性是指相异的或矛盾的文化特质在相互理解、融通、交汇后形成的一种相互适应、和谐一致的文化模式。它不是简单的各种文化的机械相加，而是吸收、融化，从而产生新的文化。一种文化只有不断地吸取其他文化的优点，才会拥有旺盛的生命力，才经得起历史的考验。

6. 双重性

文化既含有理想的成分，又含有现实的成分，如促进社会和谐进步是许多国家制定法律法规的出发点，但是在有些国家，犯罪现象还是时常发生的。

文化类型

文化可分为智能文化、规范文化和思想文化三种类型。不同类型的文化通过不同途径影响人群健康。智能文化包括科学技术、生产生活知识等，主要通过影响人类的生活环境和劳动条件来作用于人群健康；规范文化包括社会制度、教育、法律、风俗习惯、伦理道德等，主要通过支配人类的行为生活方式来影响人群健康；思想文化包括文学艺术、宗教信仰、思想意识等，主要通过影响人们的心理过程和精神生活来作用于人群健康。

(三) 文化休克

文化休克是指人们生活在某一文化环境初次进入陌生文化环境中所产生的迷惑与失落。常发生于个体从熟悉的环境到新环境，由于沟通障碍、日常活动改变、风俗习惯以及态度、信仰的差异而产生的生理和心理方面的适应不良。比如，刚入住养老机构的老年人，养老机构就是一个陌生的环境，与家人分离、缺乏沟通、日常活动习惯改变、陌生的室友及由他人照护的恐惧等可使老年人产生文化休克。

1. 文化休克的分期

文化休克一般经历兴奋期、敌意期、转变期及适应期四个阶段。

（1）兴奋期：又称"蜜月期"，是指人们初到一个新的环境后，对其中的人文景观和意识形态所吸引，并对一切事物感到新奇，期待能顺利开展工作与生活的日期。此期主要的表现为兴奋、情绪亢奋和高涨。如老年人刚入住养老院时，对医生、照护人员、环境与配套设施、室友、每日的生活安排等都感到新鲜，会暂时感到好奇与兴奋，并期待能适应养老院的生活。

（2）敌意期：又称"沮丧期"。此期好奇、兴奋的感觉逐渐被不安、失望、烦恼和焦虑代替，并开始意识到自己要在新环境中长时间停留，必须改变自己以往的生活习惯和思维方式去适应新环境。这个分期是文化休克中表现最重、最难过的一个阶段，一般持续一周、一个月甚至更长时间，可以表现为自我概念、自我形象、角色和行为遭受挫伤变得紊乱，并产生退缩、发怒与沮丧。如老年人开始意识到自己将在养老院住很长一段时间，也有可能一直住下去了，会因不得不改变自己的生活习惯而产生受挫折和沮丧感，以及因为思念家人而焦虑。

（3）转变期：经历了一段时间的迷惑与沮丧后，个体开始学习、适应新环境的文化模式。与此同时，还会熟悉当地人的语言及当地的风俗习惯，通过参加日常生活等方式进行自我概念、角色、行为的修复。此期表现为原来的沮丧与孤独、失落感逐渐变少，心态逐渐变得平和。如老年人在入住养老院一段时间后，逐渐开始学习适应养老院的环境，用平和的心态配合护理工作，和室友友好相处，逐渐减轻失落和焦虑之感，从而建立信心。

（4）适应期：个体已经完全接受新环境中的文化模式，建立符合新文化环境要求的行为、习惯、价值观等。此期的个体表现为在新环境中有安全感，并感到满意和舒适。例如，老年人入住养老院几个月后，能解决文化冲突的问题，从而达到从生理、心理、精神上适应养老院环境的目的。

2. 文化休克的表现

虽然个体在文化休克的不同时期会有不同的表现，但一般均存在焦虑、恐惧、沮丧与绝望等表现。

（1）焦虑：生理方面表现为坐立不安、失眠、疲乏、出汗、面部表情紧张、双手发抖、恶心和呕吐等；情感与认知方面自诉忧虑不安、容易激动、无助感，害怕出现意料之外的后果，还可能心神不宁或者思想与注意力不集中。

（2）恐惧：自诉恐慌，有哭泣、警惕性增高、逃避的行为，并存在疲乏、失眠、出汗、晕厥、面色发白、呼吸急促、血压升高等表现。

（3）沮丧：主要表现为食欲减退、体重下降、忧愁、懊丧、退缩、偏见或敌对。

（4）绝望：表现为自感走投无路、丧失希望、生理功能极度低下、情绪低落、对外界刺激反应减少、表情淡漠、极少或基本不参加外界活动。

3. 文化休克的影响因素

（1）个人健康状况：身心健康状态佳的人，对文化休克的承受与应对能力较强，而身心衰弱的个体，适应能力与承受能力下降。老年人随着年龄的增长，身体老化而且衰弱多病，对文化休克的承受与应对能力降低。

（2）年龄：年龄越小，受社会文化影响尚浅，生活方式未形成或固定，应对改变困难越少；反之，年龄越大，应对改变越困难，对文化休克的适应性越差。当在面对环境改变、沟通障碍、生活习惯改变等情况时，老年人更容易出现文化休克。

（3）应对类型：一般认为外倾型性格的老年人活泼、自信、适应力更强，能更好地应对文化休克。而内向型的老年人更难应对文化休克。

（4）既往经验：既往生活中变化较大并能较好适应的人，对文化休克的适应能力比生活环境稳定而缺乏变化的人强，而且文化休克症状更轻。

根据文化休克的分期与表现的相关知识，思考以下几个问题：
1. 在案例中，李先生是否出现了文化休克？如果出现，属于哪一期？
2. 对李先生的文化休克产生影响的主要因素有哪些？
3. 我们应如何帮助李先生合理应对文化休克，从而适应养老院中的生活。

二、文化评估的方法

老年人的价值观、信念等文化因素直接影响其身心健康，对老年人进行文化评估，有助于了解其信念与价值观和理解其生活习俗，便于对其进行有针对性的护理干预和健康教育。文化评估的方法包括交谈法与观察法两种。

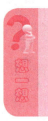

1. 你认为哪种方法适用于对案例中的李先生进行文化评估？
2. 在评估过程中，我们应如何综合应用文化评估的两种方法？

（一）交谈法

1. 价值观的评估

可以询问老年人："您认为哪些事情对您来说是有价值的？您对自己的生活是如何看

待的？您认为健康是什么？什么是不健康？您通常在什么情况下才认为自己需要去医院看病？您的疾病对您的身心和生活有影响吗？您认为哪些食物对健康有益？哪些行为对健康有害？"以此来评估老年人的价值观。

2. 信念与信仰的评估

可以询问老年人："您认为导致您健康问题的原因是什么？该健康问题的严重程度如何？您相信这些护理会对您的健康有益吗？您所期待的治疗效果是什么样的？您有宗教信仰吗？平日您会参加哪些宗教活动？您在宗教信仰对您在住院期间的饮食、治疗、护理、起居等是否有特殊要求？"以此来评估老年人的信念与信仰。

3. 习俗的评估

可以询问老年人"您喜欢的称呼是什么，有没有什么语言禁忌？您平常进食哪些食物？主食有哪些？喜欢的食物又有哪些？有何饮食禁忌？每日进几餐？都在哪些时间进餐？哪些情况会刺激或降低你的食欲？您信赖民间疗法吗？您常采用的民间疗法有哪些？它们的效果如何？"以此来评估老年人在饮食与传统医药等方面的习俗。

4. 文化休克的评估

可询问老年人："在新的环境（如养老院）中，您是否感到安全、舒适？您的情绪怎样？是否有焦虑不安的感觉？有没有恐惧感？是否觉得忧虑？是否觉得依然充满希望？"以此来评估老年人的文化休克情况。

（二）观察法

通过观察老年人与他人交流的时的表情、眼神、手势、坐姿等，对其非语言沟通文化进行评估。也可通过观察是否偏食，是否定时、定量进餐，有没有暴饮暴食，嗜烟酒和辛辣食物，是否饭前、便后洗手，是否饭后漱口和散步，餐具是否清洁干净等行为来了解其饮食习俗。另外，还可观察被评估者的外表、服饰，有没有宗教信仰活动及其宗教信仰的改变，来获取个体有关宗教信仰的信息。观察老年人的面色、呼吸、表情、动作等可以判断其是否存在焦虑、恐惧等文化休克的表现。

学中做

两人为一组，一位扮演李先生，另一位扮演养老院服务工作者。

● 开展情境展演，服务工作者综合应用交谈法、观察法对李先生进行文化评估。在情境展演过程中，服务工作者注意从态度上尊重并爱护李先生，展现良好的沟通技能。

● 服务工作者总结评估结果，准确提出李先生在文化适应方面存在的问题，然后和组员探讨如何制定相应的照护计划以满足李先生的社会健康需求。

● 情境展演结束后，服务工作者反思展演过程中存在的不妥之处，谈一谈下次应如何改进。

项目七 物理环境评估

【知识目标】

◇ 了解适老生活环境的概念、适老生活环境评估、适老辅助器具评估的重要性。
◇ 理解适老生活环境评估原则。
◇ 掌握适老生活环境评估、适老辅助器具评估的内容与流程。

【能力目标】

◇ 运用适老生活环境评估量表和适老辅助器具评估量表,评估生活环境和辅助器具的适老性,并提出改进建议。

【素质目标】

◇ 思考老年人对适老生活环境和辅助器具的特殊需求,思考如何通过改善生活环境来预防事故并使老年人保持健康,以及如何通过标准的适老生活环境改造实践来促进和提高老年人的生活质量。

任务一　适老生活环境评估

一、适老生活环境与评估概述

（一）概念

适老生活环境是针对老年人功能障碍程度进行居养环境的适老化设计，适用老年人功能需要的环境。根据老年人居养场所的不同，适老化环境分为机构、社区和居家养老适老化环境。

适老生活环境评估是以适老化环境标准为依据，对老年人居住、活动、医疗、护理等老年人的生活空间，进行是否符合适老化环境标准要求的评估，并根据实际情况提出改善建议。

> **学习园地**
>
> 李阿姨，86岁，退休工人，丧偶，既往患有高血压、冠心病、慢性心功能不全和双膝关节炎，视力较差。李阿姨有两个女儿，都已成家。李阿姨不想打扰孩子们的家庭生活，目前独居在一个小区的楼梯房中。李阿姨喜欢和朋友一起购物、唱歌。最近一年，李阿姨下楼的次数明显减少，而且在家里和小区里多次跌倒，所幸都是皮肤擦伤或局部淤血，没有造成严重的伤害。李阿姨的女儿们很担心她独居的安全问题，但李阿姨又不愿搬去与女儿们同住。
>
> 1. 李阿姨现在的居养环境是否适合她目前的状态？
> 2. 如何评估李阿姨现在的居养环境是否符合适老环境的设计要求？
> 3. 可以从哪些方面来指导李阿姨的家人帮助她改善目前的居养环境，提升她独立生活的能力，预防和减少意外事件发生的概率？
> 4. 关于李阿姨的养老居所，你还有什么建议？

（二）适老生活环境评估的重要性

老年健康与生活环境密切相关，世界卫生组织在2015年发布的《关于老龄化与健康的全球报告》中指出，老年人居住的生活环境，以及老年人与生活环境的相互关系是决定健康老龄化和老年人福祉的主要因素。对于能力处于任何一个水平的老年人来说，能否完成自认为很重要的那些事情，最终要取决于他所生活的环境中的各种资源和障碍。生活环境对老年人可以产生积极的影响，也可以产生消极的影响，甚至还可能危及老年人生命，所以非常有必要开展老年人生活环境（居家、社区和机构）的适老化评估。老有所养必须老有所居，适老生活环境是老年人安度晚年最重要的物质基础。由于老年人生理和心理均发生了变化，对生活环境也产生了一些特殊要求，因此评估和改善老年人所处的生活环境质量已成为一项综合性的社会工程。

（三）适老生活环境评估的原则

评估老年人生活环境是否具有适老环境的特点时，主要应考虑以下两个方面：一是老年人生活环境能否预防事故和疾病，能否防止精神和身体功能恶化；二是老年人生活环境能否增加老年人独立生活能力。评估时，可从以下三个方面进行重点评估。

1. 安全性

人们的日常生活环境中存在许多对于年轻人来说没有安全问题的地方，对于老年人来说则可能存在安全隐患，而且这些地方往往不容易被老年人察觉或闪避，稍不注意就容易发生摔倒、跌落、碰撞、夹伤等意外事件。因此，适老生活环境空间布局要体现安全性，增加室内照明度，消除地面高差，卫生间进行防水、防滑改造，配备安全扶手等，使老年人能够"看得见，立得稳、走得畅"。

2. 易用性

老年人会出现不同程度功能障碍，因此，他们的生活环境中所涉及的场所、设施和物品要让老年人易于识别、控制、选择、到达，而且应该让老年人认为会用、好用、易用，由此给老年人的生活、娱乐和交际带来便捷，从而减少环境给老年人带来的障碍，将他们的日常生活困难降至最低，尽量使老年人能够生活自理。

3. 舒适性

在色彩环境、照明环境、室内装饰、交往环境方面要满足老年人因生理、心理上的变化而产生的对环境舒适性需求。另外，还要多创造一些便于老年人与他人交流的空间，让他们可以聊天、娱乐和健身，以此来消除孤单感和压力，使老年人有在家的舒适感。

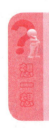

适老化生活环境与无障碍生活环境有什么区别？

（四）适老化生活环境评估量表

老年人生活空间包含老年人的居所、居所的公共空间、老年人的活动场所等，其中居所又包含老年人居住的住宅、老年公寓、养老院、护理院、托老所等，针对不同的机构和空间属性，应有不同的适老化环境标准，所以适老化生活环境评估量表也需要进行针对性的设计。

我国当前适老化产业发展还处于起步阶段,针对老年健康生活环境适老评估标准还不完善,目前较权威的适老环境评估标准是 2018 年印发的《老年健康生活环境的宜居(适老)性评估标准(草案)》。我国目前的适老环境评估工具多是从国外直接翻译引进的,其中运用得较为广泛的是居家危险因素评价工具(Home Fall Hazards Assessments,HFHA),主要应用于社区居住的老年人家庭危险因素评价,通过评价和改善居家危险因素从而减少老年人跌倒的发生。

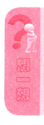

《老年健康生活环境的宜居(适老)性评估标准(草案)》中共有多少种标准在日常环境评估中经常使用?

二、室外环境评估

对室外环境评估与建议见表 7-1。

表 7-1 对室外环境的评估与建议

序号	评估内容	评估结果	建议	适用场所
1	是否人车分流	□是 □否	机动车道和人行道分开,活动场地与车辆交通空间无交叉	
2	路宽、坡道、台阶设计是否合理?	□是 □否	1. 路宽大于或等于 135 cm。 2. 供轮椅通行的坡道应设计成直线形、直角形或折返形,不宜设计成弧形。 3. 坡长超过 10 m 时,应每隔 10 m 设置一个轮椅休息平台。 4. 台阶踏面宽应为 30~35 cm,级高不应大于 13 cm,幅宽应大于或等于 90 cm。 5. 在坡道和台阶的起点、终点及转弯处必须设置水平休息平台和夜间照明。 6. 在轮椅坡道的临空侧设置栏杆和扶手,并设置安全阻挡措施	机构
3	入口和路边树荫下是否设有靠背椅?	□是 □否	在入口处和路边设置靠背椅子供老年人休息和交流	

续表

序号	评估内容	评估结果	建议	适用场所
4	道路、活动场地、出入口地面是否平整、防滑、排水畅通？	☐是 ☐否	应平整、防滑、排水畅通	居家和机构
5	出入口地面、台阶、踏步、坡道是否采用防滑材料铺装？是否有防止积水的措施？严寒、寒冷地区是否设置了防结冰措施？	☐是 ☐否	应采用防滑材料铺装。应有防止积水的措施。采取防结冰措施	
6	出入口大门设置是否合理？	☐是 ☐否	1. 出入口以设置自动门或内推门为宜。养老机构出入口宜设置感应开门或电动开门辅助装置。2. 玻璃门扇上设置明显的提示标识	
7	出入口大门净宽是否足够？	☐是 ☐否	养老机构大门净宽大于或等于120 cm，家庭大门净宽大于或等于90 cm	机构和居家
8	是否无门槛影响通行？	☐是 ☐否	建议加装斜坡	
9	大门外是否无障碍物？	☐是 ☐否	清除障碍物	

（一）道路交通

机动车道和人行道路要分开。路面要防滑，并尽可能做到无高差、无凹凸，如必须设置高差，应将其控制在 2 cm 以下并设有醒目的警示标识。路宽应保证轮椅使用者与步行者可错身通过。坡道是帮助老年人克服地面高差，保证垂直移动的手段，对于轮椅要防滑，坡道的台阶踏面、级高、幅宽、踏面、起点、终点设计要合理。步行道路、台阶等设施应设置照明设施，标识导向要清晰、简明。

（二）活动场地

住所周边的环境对老年人的健康状况和生活能力有影响，应尽可能为老年人参加户外活动和接触自然提供条件，满足老年人室外休闲、健身、娱乐等活动的需要。

宜将活动场地安排在向阳、避风处，以保证获得充足的日照，而且地面应平整、防滑，排水畅通。活动场地应尽可能邻近满足老年人使用的公用卫生间。场地内应设置完整、连贯、清晰、简明的标识系统。

（三）绿化景观

绿化景观可以吸引老年人外出，促进运动和交流。绿化景观应与活动场地结合起来，合理规划树木、草地、遮阳、休憩区。绿化植物应适应当地气候，且不应对老年人安全和健康造成危害，避免种植带刺的或根茎易露出地面的植物，要选种一些易管、易长、少虫害、无花絮、无毒、无刺激性的植物。如设置观赏水景水池时，应有安全提示与安全防护措施。

（四）辅助设施

辅助设施包括室外的入口以及路边设置椅子，以便老年人可以休息或者坐下来享受一会。椅子可设置在树荫下或设置可调节的伞，免受阳光暴晒。另外，椅子要有靠背，这对于虚弱的老年人尤其重要。

（五）出入口

房屋出入口应为无障碍入口，室外的地面坡度不应大于 1∶50，如入口设台阶时，必须设轮椅坡道和扶手。出入口地面、台阶、踏步、坡道等均应采用防滑材料铺装，应有防止积水的措施，严寒、寒冷地区宜采取防结冰措施。

养老机构出入口以自动门或内推门为宜，严禁使用旋转门，可设置感应开门或电动开门辅助装置。当门扇有较大面积玻璃时，应设置明显的提示标识。养老机构室外通向室内的出入口宽度要在 120 cm 以上，出入口周围要有 150 cm×150 cm 以上的水平空间且无障碍物堆放，以便于轮椅使用者停留和通行。

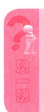

哪些室外环境因素容易导致李阿姨在小区发生跌倒？结合李阿姨的健康状态，你会如何指导李阿姨进行室外活动？

三、室内环境评估

（一）一般环境评估

对室内一般环境的评估与建议见表 7-2。

表7-2　对室内一般环境的评估与建议

序号	评估内容	评估结果	建议	适用场所
通风与采光				
1	通风是否良好？	□是 □否	增加开窗通风次数或增加排风扇	居家和机构
2	灯光的安排是否合适？	□是 □否	灯光不宜过亮或过暗	居家和机构
3	楼道与台阶的灯光是否明亮？	□是 □否	增加灯光的照度	居家和机构
4	电灯开关是否容易开启和关闭？	□是 □否	应能轻易开关灯	居家和机构
5	老年人常经过的地方以及转弯和容易滑倒的地方在晚间有没有照明设备？	□是 □否	增加照明设备	居家和机构
温湿度				
1	温湿度是否适宜？	□是 □否	调节温湿度	居家和机构
2	室内是否配有温湿度计？	□是 □否	增配温湿度计	居家和机构
3	室内是否安装了温湿度调节器？	□是 □否	增配空调、风扇、取暖器等温湿度调节器	居家和机构

1. 通风与采光

通风可以保持空气新鲜，调节温湿度，增进舒适感，还可以降低室内空气污染，减少呼吸道疾病的传播。在老年人经常活动的空间中应采用自然通风，如冬天每日应至少开窗通风2~3次，每次30 min。夏天要经常开窗通风，但要注意避免对流风直吹老年人。

充足的自然光源对于老年人非常重要。天然的光线给人们在视觉上带来舒适、欢快和明朗的感觉。考虑到地域差异，机构老年人的卧室和活动室宜满足每日日照时间不少于2 h。

针对老年人视力下降的特点，应为其提供充足的照明器具，尤其是在老年人经常活动的地方，如室内光线的亮度要比给年轻人使用的高3~4倍，但要避免强光。宜选用温暖风格的灯光照明，尽量不使用颜色苍白的灯光照明。

要重视晚间的照明设施。在老年人常经过的地方、转弯和容易滑倒的地方，晚间要有照明设备、不能因为夜间使用少，而全部关闭，也可以在老年人夜间上厕所要经过的地方安装地脚灯或夜光灯，以保证老年人能够依靠灯光安全到达卫生间。老年人对亮度变化的适应能力差，而且不均匀的光照度会产生阴影，老年人也许会把阴影边缘错当成台阶，走错了导致摔倒，因此必须设法使亮度逐渐变化。可以在不同等级的光照区域之间，如室外和室内，提供过渡的光照度空间，让眼睛有时间去适应明暗变化。

2. 温湿度

老年人的基础体温较中青年人偏低，体温调节能力也差，温度稍低一点就会感到十分寒冷，冬天往往穿着较厚的衣物。因此，建议冬天室内温度以 18~24 ℃ 为宜，夏天室内温度以 22~28 ℃ 为宜。

老年人室内的湿度以相对湿度 50%~60% 为宜。若湿度过高，则容易导致细菌繁殖，还会干扰机体水分的蒸发和汗液的排出，易让老年人感到闷热不适；湿度过低，室内空气干燥，人体水分蒸发加快，易让老年人感到口渴、咽痛、皮肤干燥。

在条件允许的情况下，在老年人居住的室内应配置温湿度计和温湿度调节器，以便观察和调节室内的温湿度。经常通风换气和使用空气调节器可调节室内的温湿度。另外，也可以采用一些简单的方法，如当湿度过低时，夏季可在地面上洒水（木地板不可），冬季可在暖气片上放水槽。

（二）室内装修

对室内装修的评估与建议见表 7-3。

表 7-3 对室内装修的评估与建议

序号	评估内容	评估结果	建议	适用场所
地面				
1	地面是否平整、干燥、不光滑、无反光、无松动？	□是 □否	地面应平整、干燥、不光滑、无反光、无松动、无坑洼	居家和机构
2	地毯或地垫是否平整、不滑动、没有褶皱或边缘卷曲？	□是 □否	1. 撤除地毯或地垫 2. 用胶纸将地毯或地垫贴稳固	
3	内部各类用房、场所与相邻空间的地面是否平整无高差？	□是 □否	如有门槛或高差大于 15 mm 则应以斜坡作为过渡	
墙面				
1	墙面与地板、扶手、房门是否采用高对比颜色？	□是 □否	采用高对比颜色进行功能分区、空间调节和标识导向	机构
2	墙角部位是否做了安全防护？	□是 □否	墙角部位做成圆角或切角，墙面等突出部位使用软包材料	

续表

序号	评估内容	评估结果	建议	适用场所
	门窗			
1	门和门锁的设计是否合理？	□是 □否	供轮椅通行的门净宽不应小于 0.90 m。选用杆式门把手，门把手的安装高度距地面 0.80~0.85 m。门锁宜选用室内外均可开启的锁具	居家和机构
2	窗户是否安全？	□是 □否	窗五金件不应有尖角。临空外窗高度应大于等于 0.9 m 且设置防护设施。外开窗宜设置关窗辅助装置	
	家具			
1	家具边缘或转角处是否光滑且无直角突出？	□是 □否	加装保护角或更换家具	居家和机构
2	家具是否稳固？	□是 □否	家具要稳固，不选用带轮子的家具	
3	家具、日用品的摆放是否合理？	□是 □否	家具尽可能沿墙摆放，日用品固定摆放在方便老年人取放的位置	
4	沙发、椅子高度、软硬度、稳定性、扶手是否适合老年人使用？	□是 □否	1. 调整沙发、椅子的高度和软硬度以方便老年人起身。2. 使用有靠背或扶手的座椅	
5	物品柜、衣柜高度是否适宜？	□是 □否	更换物品柜、衣柜或将物品、衣物放在老年人伸手可及处	
	扶手			
1	走道、楼梯两侧、电梯轿厢内是否安装扶手？扶手是否牢固？扶手高度、大小是否适宜？	□是 □否	走道、楼梯两侧、电梯轿厢内安装牢固的扶手。扶手距地高 75~85 cm。扶手适宜的直径尺寸为 32~36 mm	机构
2	坐便器两侧是否安装扶手？扶手高度是否适宜？	□是 □否	1. 坐便器临空侧设置固定式或上翻式扶手，上层扶手距地高度 700 mm。2. 临墙侧设 L 形扶手，L 形扶手垂直段距坐便器前沿 200~250 mm，最高点距地 1 400 mm，水平段距地 700 mm	
3	小便池、洗脸台、浴缸、淋浴处的侧面是否安装了合适的扶手？	□是 □否	小便池、洗脸台、浴缸、淋浴处的侧面应安装上推式扶手或高度适中的 L 形扶手	

续表

序号	评估内容	评估结果	建议	适用场所
插座与开关				
1	开关是否容易找到？是否容易触及和使用？	□是 □否	开关应使用大面板。 开关高度以 90~100 cm 为宜。 选用带有夜间指示灯的宽板翘板开关，安装位置应醒目，且颜色应与墙壁区分开	居家和机构
2	电源插座是否安装了漏电保护装置？	□是 □否	选择带有漏电保护的安全插座	

1. 地面

地面应平整、干燥、不光滑、无反光、无松动、无坑洼。地板软硬度要合适，宜采用防滑性和缓冲性能较好的材料，防止和减缓老年人摔倒导致伤残的风险。地板宜采用暖色系，不宜用夸张的几何图案和斑纹。内部各类用房、场所与相邻空间的地面应平整无高差，不应设置门槛，如有高差，不应于大于 15 mm，并应以斜坡作为过渡。

2. 墙面

墙面应该选用比较柔和、暖色调的装饰材料，且与地板、扶手、房门采用高对比颜色进行功能分区、空间调节和标识导向。墙角部位宜做成圆角或切角，墙面等突出部位应选用带有缓冲性的软包材料。这样可以减轻老年人在碰撞时的撞击力。

3. 门窗

门是关系老年人外出方便与否的重要部位。门的款式和净宽、门把手的款式和高度和门锁的设计要合理。门锁宜选用室内外均可开启的锁具，以方便发生紧急事件时进入。

老年人常常需要外界的帮助与照护，因此安全性就显得比私密性更重要，门上可以设置探视窗，以方便邻里和照护人员及时观察到户内的异常情况，从而及时救助。

门窗五金件不应有尖角，易于单手持握或操作，临空外窗的净高和防护设施要合理，外开窗宜设关窗辅助装置。

4. 家具

家具的选择和布置也是适老化设计的重要体现之一。家具要足够稳固，尽量不要使用带轮子款式，以便老年人在扶着家具行走时能提供足够的支持。家具边缘或转角处要光滑且无直角突出，防止其绊倒老年人或撞伤老年人。

由于老年人习惯按照原有的环境动线活动，要合理安排室内家具的位置，摆放位置不要经常变动。

沙发、椅子要以是否容易起坐、是否舒适、是否容易清洁为中心来考虑，而且还考虑沙发、椅子的形状、坐面的高度、坐面的硬度、有无扶手以及稳定性。

选择桌子时不仅要考虑高度，还要考虑桌板是否会挡住椅子及轮椅的扶手，需要确认桌脚是否会挡住椅子和轮椅。

5. 扶手

扶手作为保持身体平衡或支撑身体的设施，在适老化环境设计中非常重要。应将扶手安装坚固，形状也要易于抓握。要根据用途在相应的位置、适宜的高度、安装直径尺寸合适的扶手。

6. 插座与开关

插座和开关位置，也是适老环境中需要注意的重点，开关应使用大面板，高度以 90～100 cm 为宜。照明开关应选用带有夜间指示灯的宽翘板开关，采用双控开关控制，安装位置应醒目，且颜色应与墙壁区分开。

电源插座应选择带有漏电保护的安全插座，防止由于老年人操作不当而发生漏电现象。

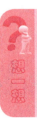

结合李阿姨的健康状态，你会如何指导她或她的照顾者重点关注哪些室内装修？可以借助哪些设施来提高李阿姨的生活独立性，降低意外事件发生的概率并减少慢性疾病急性发作的次数？

（三）公共空间的环境评估

对公共空间的评估与建议见表 7-4。

表 7-4 对公共空间的评估与建议

序号	评估内容	评估结果	建议	适用场所
地面和公共走道				
1	地面、走道是否通畅？	□是 □否	地面、走道内不得设置或堆放障碍物，无物品、宠物、电线等影响老年人通行	居家和机构
2	走廊通行净宽是否足够？	□是 □否	老年人使用的走廊，通行净宽不应小于 1.80 m	机构
楼梯				
1	楼梯是否有休息平台？	□是 □否	有休息平台	居家和机构

续表

序号	评估内容	评估结果	建议	适用场所
\multicolumn{5}{c}{楼梯}				
2	各级踏步是否均匀一致？	□是 □否	各级踏步应均匀一致	居家和机构
3	踏步、踏面、踢面和突缘是否安全？	□是 □否	踏步前缘不应突出，踏面下方不应透空，不应采用无踢面和突缘为直角形的梯级	居家和机构
4	是否可以清晰看见楼梯的边缘？	□是 □否	楼梯边缘应清晰可见	
5	楼梯净宽度、净深度、净高度是否合适？	□是 □否	楼梯净宽度至少为120 cm，净深度至少为28 cm，净高度应不超过15 cm	机构
6	楼梯梯级是否防滑？防滑条、警示条是否突出踏面？	□是 □否	梯级要采取防滑处理，所有踏步上的防滑条、警示条等附着物均不应突出踏面	
\multicolumn{5}{c}{电梯}				
1	电梯门是否容易夹伤老年人？	□是 □否	电梯门采用缓慢关闭程序设定或加装感应装置，以防夹伤老年人	居家和机构
2	轿厢内外地面是否齐平？	□是 □否	电梯的轿厢地面应与层站地面高度齐平	
3	电梯按钮是否容易操作？	□是 □否	电梯按钮操作盘要适合乘轮椅者的使用高度，且操作盘以横式为宜	
4	电梯是否设置有多种形式的功能提示？	□是 □否	电梯中设有上下指示灯号、灯光和到达楼层的语音播报功能	

1. 地面和公共走道

地面、走道内不得设置或堆放障碍物，无物品、宠物、电线等影响老年人通行，并保持照明充足。养老机构中的老年人使用的走廊通行净宽要足够，以保证畅通。

2. 楼梯

楼梯是老年人容易发生跌倒和严重伤害的场所。老年人使用的楼梯踏步、踢面、突缘、台阶、净宽设计要合理。楼梯梯级要采取防滑处理，以免老年人滑倒。楼梯起、终点处应采用不同颜色或材料区别楼梯踏步和走廊地面。楼梯上下应加装感应灯，以提供充足的照明。楼梯口不要紧邻房门。

3. 电梯

电梯是楼层间供人们使用的垂直交通工具。养老机构中的电梯应为无障碍电梯且安装位置明显易找，轿厢大小要满足担架和轮椅转身的空间。电梯按钮操作盘要适合乘轮椅者使用的高度，以横式为宜，最好设置上下指示灯号以及到达楼层的语音播报功能。电梯门应采用缓慢关闭程序设定或加装感应装置，以防夹伤老年人。电梯外应设有等候区，并放置数量充足的座位；电梯轿厢的地面应与层站地面高度齐平。

（四）居住空间的环境评估

对居住空间的环境评估与建议见表 7-5。

表 7-5 对居住空间的评估与建议

序号	评估内容	评估结果	建议	适用场所
客厅					
1	入户门内是否设有换鞋凳、扶手等设施？	□是 □否	入户门内应设置换鞋凳、扶手等设施	居家和机构
2	门铃是否足够响亮和闪亮？	□是 □否	门铃应该足够响亮和闪亮	
3	餐桌是否便于乘坐轮椅的老年人使用？	□是 □否	餐桌要方便乘坐轮椅的老年人使用	机构
卧室				
1	卧室位置的设置是否合理？	□是 □否	调整卧室位置	居家和机构
2	灯具是否使用双控照明开关？		灯具宜使用双控照明开关	
3	室内有无夜间照明设施？老年人是否不下床也能开灯？	□是 □否	设床头灯或台灯，开关应放在老年人易触及的地方	
4	老年人是否躺在床上也能使用电话？	□是 □否	老年人躺在床上时也能使用电话	
5	床边是否存在杂物或电线影响老年人上下床和通行？	□是 □否	清除杂物和电线	
6	老年人伸手可及范围内是否有可撑持的家具或辅助器具？	□是 □否	老年人伸手可撑持的家具或辅助器具	

续表

序号	评估内容	评估结果	建议	适用场所
卧室					
7	物品和衣服是否容易拿取？	□是 □否	物品和衣服放在老年人容易拿取的地方	居家和机构
8	床边是否留有足够的空间？	□是 □否	床边要留有充足的空间，便于对老年人进行护理和老年人使用轮椅	
9	床的高矮、软硬度是否合适，老年人上下床是否便利？	□是 □否	床的高矮、软硬要合适，以方便老年人上下床	
10	床宽是否适宜或是否有床挡、是否靠墙，睡眠时是否不易坠床？	□是 □否	床宽适宜或有床挡、靠墙，睡眠时不易坠床	
厨房					
1	厨房的通风状况是否良好？	□是 □否	厨房加装排风扇、抽油烟机	居家和机构
2	水池和操作台的尺寸是否适合老年人使用？	□是 □否	水池和操作台的尺寸应适合老年人使用	
3	灶具是否安全？燃气开关是否容易操作？	□是 □否	灶具应安装熄火自动关闭燃气装置，燃气开关应让老年人容易操作	
4	灶具是否具有防止燃气泄漏的功能？	□是 □否	灶具有防止燃气泄漏的功能	
5	厨房中是否存在燃气、烟雾自动报警器？	□是 □否	在厨房安装燃气、烟雾自动报警器	
6	是否配有灭火器？	□是 □否	应配备灭火器	
7	常用物品是否伸手可及？	□是 □否	常用物品应伸手可及，不需要老年人攀爬或弯腰取用	
卫生间					
1	卫生间通风状况是否良好？	□是 □否	应有良好的通风设施	居家和机构

续表

序号	评估内容	评估结果	建议	适用场所
卫生间				
2	是否干湿分区？	□是 □否	最好干湿分区	居家和机构
3	坐便器是否采用坐式马桶或坐便椅？	□是 □否	坐便器应采用坐式马桶或坐便椅	居家和机构
4	坐便器高度是否合适？老年人是否容易在便器上坐下或站起来？	□是 □否	坐便器高度不低于0.40 m，或加用马桶增高垫	居家和机构
5	冲水按钮、卫生纸、洗漱用品是否伸手可及？	□是 □否	冲水按钮和卫生纸伸手可及	居家和机构
6	洗漱台下方净高、净深是否适宜？	□是 □否	洗漱台下方留出足够的空间，让乘坐轮椅的老年人也可以方便地使用	居家和机构
7	卫生间是否有小夜灯？	□是 □否	在卫生间安装小夜灯，方便老年人起夜使用	居家和机构
8	水龙头是否方便老年人使用？	□是 □否	使用上下开式水龙头，以方便老年人使用	居家和机构
9	热水温度是否合适？	□是 □否	热水温度应低于40 ℃	居家和机构
10	冷热水开关是否容易区分？	□是 □否	冷热水开关颜色应有明显区分	居家和机构
11	卫生间是否有轮椅的回转空间，是否为助洁、助厕、助浴留出了空间？	□是 □否	养老机构的卫生间需有轮椅回转所需的空间，并应留有助洁、助厕、助浴的设施与空间	机构
12	卫生间坐便器旁和沐浴处是否安装了紧急呼叫器？高度是否适宜？	□是 □否	卫生间坐便器旁和沐浴处适当位置安装紧急呼叫器，高度在120 cm以下	机构
阳台				
1	阳台的排水是否通畅？	□是 □否	阳台的排水通畅	居家和机构
2	阳台栏杆高度是否合适？	□是 □否	阳台栏杆高度不低于1.10 m	居家和机构

1. 客厅

客厅入户门内应设置换鞋凳、扶手或矮柜等便于老年人安坐和扶靠，保证换鞋、起坐和出入时的安全与稳定。入户门的门铃应该足够响亮和闪亮，使老年人身处卧室也能够清晰地听到门铃声或看到灯光闪烁。

客厅是家庭或机构中家具最多的地方，其中一部分还兼具餐厅功能。餐厅中的座椅应可移动且牢固稳定。机构的餐桌应便于乘坐轮椅的老年人使用。每座使用面积不应小于 $2.50\ m^2$。空间布置应能满足餐车进出、送餐到位服务的需要，并应为护理人员留出分餐、助餐空间。

2. 卧室

卧室是老年人停留时间最长的房间，也是老年人放松和休息的地方。因此老年人的卧室应尽量设置在楼下和靠近卫生间的位置，以减少他们上下楼梯的不便。另外，卧室不应设置在地下室、半地下室。

卧室应有直接采光、自然通风，尽量布置得温馨而简洁。窗帘颜色尽量鲜艳，与周围环境应有明显区别。卧室最好安装大灯、台灯、小夜灯三盏不同类型的灯，以满足日常照明、老年人看书读报和起夜的需要。另外，最好使用双控照明开关，让老年人躺在床上也能开关灯。还可以床头装上有大键盘的电话或设置一部手机，让老年人躺在床上也能使用电话。

卧室家具和辅助器具摆放要合理紧凑，方便老年人行走，以提供安全保障。物品和衣服要放置在容易拿取的地方，以便老年人弯腰或攀高取用。床边应没有杂物或电线，以免影响老年人上下床和通行。根据老年人的身体情况，应在床边留出充足的空间，便于对老年人进行护理。在养老机构的卧室内应配备紧急呼叫器，以方便老年人使用。

床的高矮、软硬要合适，以方便老年人上下床。床高度最好与膝盖上方的高度差不多，老年人坐在床边时，双脚刚好能踩到地面，并有双脚支撑的作用。若老年人使用轮椅，床面高度需要与轮椅坐面高度齐平。床宽要适宜、或靠墙摆放，睡眠时不易坠床，最好能安装床栏，以方便老年人上下床时借力，以及预防坠床。

3. 厨房

厨房的通风状况应保持良好。水池和操作台的安装尺寸应适合老年人使用。灶具应安装熄火自动关闭燃气装置，燃气开关应尽可能便于操作。厨房中应选用有燃气、烟雾自动报警功能的抽油烟机和能防止燃气泄漏的灶具。常用物品摆放在老年人伸手可及的位置，不用攀高或不改变体位便可取用常用厨房用具。

4. 卫生间

老年人去卫生间次数较为频繁，而且容易跌倒，因此卫生间应设在老年人卧室附近。另外，卫生间内的环境和设施的安全性和易用性需要特别注意，应有良好的通风换气措施。养老机构的卫生间中需要留有轮椅回转所需的空间，并应留有助洁、助厕、助浴的空间。

卫生间地面应平整、防滑，排水通畅，经常保持干燥，有条件最好干湿分区。必要时可在卫生间地面或浴缸底、淋浴处放置防滑垫。

坐便器的高度应根据老年人的身高、习惯和腿部力量等因素综合考虑，马桶高度不应低于0.40 m。传统马桶高度不够，老年人起身较费力，可以用增高垫来增加马桶的高度。

养老机构或有条件的家庭宜设置适合坐姿使用的洗漱台，方便老年人坐着洗漱，台下留有足够空间，让乘坐轮椅的老年人也可以方便地使用。

卫生间淋浴处应设置坐姿淋浴的装置或可安放助浴设备的空间。养老机构应在卫生间便器旁和洗浴处适当位置装置紧急呼叫器，高度在120 cm以下。

卫生间的洗漱用品放置应不改变体位即可轻易取用。夜间最好开启小夜灯，方便老年人起夜使用。

5. 阳台

阳台应排水通畅。栏杆高度不低于1.10 m。如果有需要，应在阳台上设置便于老年人操作的低位晾衣装置。

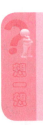

李阿姨在家中跌倒的主要原因有哪些？其中哪些属于环境因素？

学中做

学员分成A、B两组，每组有4位成员，一位扮演李阿姨，另一位扮演李阿姨的女儿或养老机构护理人员，还有两位扮演养老服务工作者。

● 小组开展情境展演，体会李阿姨在居养环境中会遇到哪些因环境不适老而造成的障碍。

● A组养老服务工作者对李阿姨居家环境进行适老生活环境评估，评估内容为环境中存在哪些需要改善的问题。思考如何指导李阿姨通过生活环境适老化改善来预防老年人跌倒，提高李阿姨的独立生活能力。

● B组养老服务工作者模拟李阿姨，入住一家养老机构的情形，评估她生活的养老机构环境中存在哪些问题并提出改善建议。思考如何指导养老机构通过生活环境适老化改善来预防老年人跌倒，提高李阿姨的独立生活能力。

任务二 适老化辅助器具评估

辅助器具是指身心机能衰退引起日常生活困难的老年人在日常生活中所使用的辅助用品及进行机能训练的用品及辅助用具。适老生活环境需要适宜用品的帮助和支撑。让身体机能衰退的老年人通过使用合适的器具能够解决在日常生活中所面临的障碍。

适老化辅助器具及分类见表7-6。

表7-6 老年人常用辅助器具及分类

辅助器具分类		常用辅助器具
移乘类		助行器、轮椅、移位板、移位机
起居类		护理床、防压疮用品
排泄类		坐便椅、便盆、尿壶、尿套接尿袋、智能马桶盖、马桶专用起身扶手
洗浴类		洗澡椅、洗澡凳、洗澡轮椅、浴缸板
自护类	进食辅具	辅助筷子、勺子、叉子、吸盘碗
	修饰类辅具	辅助梳头器
	穿脱衣服辅具	辅助扣钮器、辅助拉链器、穿袜辅助器、折叠取物器、穿鞋辅助器
交流类		放大镜、助听器

学习园地

王老伯,75岁,退休干部,和老伴、儿子、儿媳及孙子住在某小区里。他既往有高血压、糖尿病、白内障、脑梗死病史,右侧肢体无力,需要持拐杖行走,需要帮忙洗澡、穿衣、上厕所,稍微依赖家人帮忙在床椅间转移,不能上下楼梯,由老伴协助照顾日常生活。

1. 结合王老伯的身体情况,可以指导他选择哪些合适的辅助器具来提升独立生活能力?
2. 如何评估王老伯所使用的辅助器具是否适宜?
3. 王老伯在使用这些辅助器具时应注意什么?

一、移乘类

(一) 移乘类辅助器具

1. 助行器

助行器是辅助人体支撑体重、保持平衡和行走的器具。助行器种类繁多，要根据老年人的身体功能障碍选择安全、平衡、长度适宜的款式。

使用助行器时，要评估助行器高度是否合适（图7-1）。手杖顶应位于大转子的高度，肘关节屈曲为20°~30°。腋下拐的高度是使用者的身高减去41 cm。评估把手是否舒服时，可以选择带有海绵的把手或者老年人手型的舒适把手。评估拐杖底端橡胶包头时，应注意其是否强韧且齿纹仍然清晰，如果齿纹磨损严重，则需要更换新的包头。助行器不适合在不平坦的地面上使用。

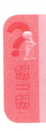

如何评估王老伯目前使用的拐杖是否合适以及足够安全？

2. 轮椅

轮椅是一种带轮子的座椅，主要用于功能障碍或行走困难老年人代步，是老年人转移的重要辅助器具。轮椅种类繁多，具体分类见表7-7。

选择轮椅时要考虑安全、舒适、实用、使用方便，还要考虑稳定性和压力的分布情况。另外，还要评估使用者驱动轮椅的能力、上下轮椅的能力，以及轮椅的使用环境来选择合适的轮椅。完全不能操纵者选用他人可以推动的轮椅；双侧上肢力量可以搬动小手把或按动电开关者可选用电动轮椅；只有一只手能驱动轮椅者，选择单侧轮椅或电动轮椅。

表7-7 轮椅的分类

分类方式	具体类型
按驱动方式	手动轮椅、电动轮椅
按大致结构	折叠轮椅、固定轮椅
按主要用途	标准型轮椅、偏瘫患者专用轮椅

要评估轮椅是否可以选用，应注意座位宽窄、深浅与靠背的高度以及脚踏板到坐垫的距离是否合适。使用前注意评估车轮有无缺损、转动是否灵活，车体和车架是否断裂、轮圈钢丝是否松脱，刹车可否固定，坐垫是否牢固，可能发生压疮者，应加用轮椅坐垫。

3. 移位板

移位板是帮助行动不便的老年人自主或辅助移动体位的板子，可以实现他们在床、轮椅、凳子、汽车等之间的快速转移。使用前要注意移位板的承重量，还要检查板材是否存在裂纹，使用时要保持移动两侧位置牢固且水平相连后才能移动，最好有人在旁扶住。

4. 移位机

移位机主要是帮助失能老年人无障碍移动的护理设备，用于失能老年人短距离移位和康复护理等。这个设备主要通过使用吊具悬吊老年人的身体，通过上下、平行移动来帮助残疾人、行动不便的老年人在病床、卫生间、客厅、户外等地实现无障碍移位，大大减轻了护理人员的工作强度，提高了护理效率。

使用移位机时，要根据老年人的身体情况选择尺寸合适的吊兜，在移动过程中要考虑老年人哪些部位需要支撑。若老年人身体能够支撑头部，选择包裹头部以下部位的各类吊兜即可；若老年人需要用吊兜来帮助支撑头部，则需要选择全包裹型、高背型吊兜。对于支撑力较弱的老年人来说，很容易出现臀部下滑的情况，而臀部的下滑会导致股骨关节过度弯曲，从而给腹部带来压力，还会增加腋下的压力并造成身体疼痛，因此需要选择完全包裹臀部的吊兜。相反，如果老年人具有一定的力量支撑，则可以选择减轻臀部压力的吊兜来使用。

（二）移乘类辅助器具的评估

对移乘类辅助器具的评估与建议见表7-8。

表7-8 对移乘类辅助器具的评估与建议

序号	评估内容	评估结果	建议	适用场所
助行器					
1	助行器是否结实，不易变形。	□是 □否	更换助行器	居家和机构
2	助行器是否容易使力，大小是否合适？	□是 □否	更换助行器	
3	助行器高度是否适合？	□是 □否	调整助行器高度	
4	助行器的把手是否舒适，易于抓握？	□是 □否	调换助行器	
5	助行器底端橡胶包头是否已经磨损？	□是 □否	更换橡胶包头	

续表

序号	评估内容	评估结果	建议	适用场所
轮椅				
1	轮椅是否适合老年人操作使用？	□是 □否	更换轮椅	居家和机构
2	座位宽窄、深浅与靠背的高度以及脚踏板到坐垫的距离是否合适？	□是 □否	更换轮椅	
3	是否车轮没有缺损、转动灵活，车体和车架未出现断裂、轮圈钢丝无松脱，刹车固定？		及时维修	
移位板				
1	移位板的承重量是否足够？	□是 □否	更换承重量足够的移位板	居家和机构
2	板材是否有裂纹？	□是 □否	禁止使用	
移位机				
1	吊兜尺寸是否合适？	□是 □否	选用合适尺寸的吊兜	机构

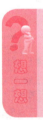

结合实际情况，王老伯和他的家人应该选用哪些移乘类辅助器具进行床椅之间的转移来减轻照护压力？

二、起居类

（一）起居类辅助器具

1. 护理床

护理床分为电动护理床和手动护理床两种。护理床的出现为需要长期卧床的老年人在体位调整、阅览、就餐、与人交流等方面提供了帮助，使老年人感觉更加舒适和便利，也大大减轻了护理人员的负担。老年功能护理床应有封闭式护栏，以确保老年人睡眠时的安全。选择和使用护理床时，要注意评估护理床的安全性、稳固性、实用性、经济性、折叠程度、可移动范围以及翻身、助力等辅助功能。

2. 气垫床

气垫床主要通过定时对气囊轮换充气、放气的方法，使卧床老年人身体与床面接触部位不断变化，以预防身体局部长时间受压而形成压疮的辅助用具。

使用气垫床要关注各连接部位及电源连接是否稳固，是否有漏气、充气不足或充气过度的情况。由于气垫床没有配备气压表，所以充气的合适程度就只能靠手感判断，一般用手摸起来感觉有点软，患者躺在床上不会朝中间陷的充气度为宜。使用过程中，注意避免尖锐的物品刺破气垫而使其漏气。要注意气垫床上是否被汗液、大小便污染，如发现污染，应及时用消毒液擦拭消毒和清洁。

（二）起居类辅助器具的评估

对起居类辅助器具的评估与建议见表7-9。

表7-9 对起居类辅助器具的评估与建议

序号	评估内容	评估结果	建议	适用场所
护理床				
1	大小尺寸是否合适？	□是 □否	更换护理床	居家和机构
2	床的稳定性是否足够？	□是 □否	加固或更换护理床	
3	床挡是否稳固？是否会夹伤老年人的手或者手腕？	□是 □否	加固或更换床挡	
4	床轮是否可以锁定？	□是 □否	及时维修床轮	
5	摇把是否可以归位？摇把是否方便操作？	□是 □否	及时维修	

续表

序号	评估内容	评估结果	建议	适用场所
气垫床				
1	电源连接得是否稳固？是否有漏气、充气不足或充气过度的情况？	□是 □否	及时维修或更换	居家和机构
2	软硬度是否适合？	□是 □否	调整软硬度	
3	气垫床是否被汗液、尿便污染？	□是 □否	及时消毒和清洗	

三、排泄类

（一）排泄类辅助器具

1. 便盆、尿壶

使用便盆、尿壶之前，要先检查内口边缘，如果发现粗糙或有裂缝，则不能使用。

2. 坐便椅

坐便椅是供高龄或行动不便的老年人坐着上厕所使用的椅子，一款合适的坐便椅在老年人的生活中扮演了很重要的角色。坐便椅分为可折叠和不可折叠两大类。有可以直接当凳子用，有可以洗澡用的，有带扶手方便老年人手扶的，有座位加宽适合体型偏胖老年人使用的，还有高靠背型和加在马桶上以使马桶增高的。

要根据老年人的身体状况、使用环境、自我护理的能力、是否可以抓扶站立、能否换乘到坐便椅的动作选择坐便椅。

为了移动和换乘的安全性，坐便椅助力扶手安装在与老年人身体与运动机能相称的位置上是最好的。坐便椅的高度应该可以调节，以方便不同老年人不同的需求，一般都能放到马桶上用来增高马桶高度使用，同时便槽要能取下，方便清洁。坐便椅的坐垫要便于清洁。

（二）排泄类辅助器具的评估

对排泄类辅助器具的评估与建议见表7-10。

表 7-10 对排泄类辅助器具的评估与建议

序号	评估内容	评估结果	建议	适用场所
便盆					
1	内口边缘是否粗糙或有裂缝？	□是 □否	不能使用	居家和机构
坐便椅					
1	结构是否稳定？	□是 □否	更换结构稳定的坐便椅	居家和机构
2	高度是否适合？老年人起坐是否方便？		调整坐便椅的高度，选择有扶手的坐便椅	

四、洗浴类

（一）洗浴类辅助器具

1. 洗浴椅

洗浴椅可分为高度可调节型、无椅背型、有椅背型、有扶手型等类型。选择时，最重要的是要考虑老年人坐在椅子上的平衡度、进出浴室的方法及站立的动作等，而且还要考虑浴室内的空间大小，是否有助浴的空间。

洗浴椅的颜色最好选择清淡、明朗的。注意，应选择边缘造型圆滑、材料柔软的浴椅，以减少磕碰和擦伤。扶手安装在座面上方 18~25 cm 处，洗浴椅的座位高度应能使大腿保持水平，使小腿与地面垂直，使双脚平放在地面上，一般座位高度应为 40~45 cm。另外，还要定期检查座椅底端的橡胶包头有没有磨损。

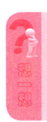

王老伯是否适合使用洗浴椅？应如何为他选择洗浴椅？使用洗浴椅时应注意什么？

2. 洗浴床

洗浴床可分为手动款、电动款和充气款三种，主要作用是解决卧床老年人洗澡和洗头难的问题。主要适用养老机构，要求洗浴室的空间要足够大，方便洗浴床的推进推出，还要有助浴空间。

洗浴床要稳固、省力、抗压，要有刹车功能，带有万向轮和定向轮，床头角度可调节 $0 \sim 30°$。床体要扎实稳固且能升降，扶栏要能放下，以方便老年人过床。另外，床体还要防水并易于清洗和消毒，排水要顺畅，刹车性能要完好，防止其在洗浴过程中发生滑动。

（二）洗浴类辅助器具的评估

对洗浴类辅助器具的评估建议见表 7-11。

表 7-11　对洗浴类辅助器具的评估与建议

序号	评估内容	评估结果	建议	适用场所
洗浴椅					
1	是否牢靠？	□是 □否	更换牢靠的洗浴椅	居家和机构
2	高度是否适合？老年人起坐是否方便？	□是 □否	调整洗浴椅高度，选择有扶手的洗浴椅	
3	洗浴椅底端的橡胶包头是否已经磨损？	□是 □否	更换橡胶包头	
洗浴床				
1	床体是否稳固？	□是 □否	及时加固	
2	过床是否方便？	□是 □否	能升降，扶栏要能放下，以方便老年人过床	
3	刹车性能是否完好？	□是 □否	及时维修	

学中做

三人为一个小组，一位扮演王老伯，另一位扮演王老伯老伴，还一位扮演养老院服务工作者，对王老伯使用的辅助器具进行评估并提出改进建议。

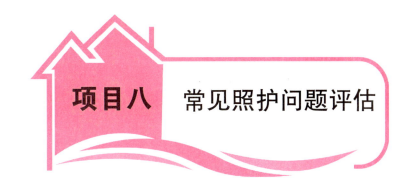

项目八 常见照护问题评估

【知识目标】

◇ 了解吞咽困难、慢性便秘、失禁、压疮、跌倒的概念及老年人的用药特点。
◇ 理解吞咽困难、便秘及失禁的病因；压疮的分期、多发部位及影响因素；老年人跌倒危险因素；老年人用药原则。
◇ 掌握吞咽困难、压疮、老年人跌倒常见评估内容、便秘及大小便失禁的临床特点及老年人常见药物不良反应。

【能力目标】

◇ 能熟练运用各评估量表对老年人吞咽、排泄问题、压疮、跌倒以及服药依从性进行评估。
◇ 能对老年人进行饮食、排便、盆底肌及膀胱功能训练指导。
◇ 能为老年人选择合适的失禁照护、压疮预防辅助用品。
◇ 能对老年人进行正确的用药指导。

【素质目标】

◇ 培养良好的观察能力，及时发现老年人常见的照护问题。
◇ 反思老年人照护实际经历，有意识地自我学习常见照护问题知识的重点部分。
◇ 与小组成员分享学习经验，以团队协作的形式巩固常见照护问题相关知识和技能。
◇ 在学习过程中培养对老年人尊重、理解、关爱的意识，建立同理心。

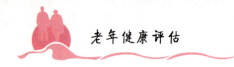

任务一 吞咽困难

一、概述

吞咽困难也称吞咽障碍,是指由于下颌、双唇、舌、软腭、咽喉、食管括约肌或食管结构和(或)功能受损,不能安全有效地把食物正常送到胃内的一个过程。据相关文献报道,51%~73%的脑卒中患者出现了吞咽困难,部分患者两周左右可以自行恢复,但是约10%的患者不能自行缓解。另外,吞咽困难可造成各种并发症,如肺炎、脱水、营养不良等,这些并发症可直接或间接地影响患者的远期预后和生活质量。

二、发生机制与常见病因

(一) 发生机制

(1) 机械性吞咽困难:管腔狭窄,扩张受限。
(2) 运动性吞咽困难:吞咽动作发生困难,出现吞咽反射性运动障碍。

(二) 常见病因

1. 机械性吞咽困难
(1) 食管狭窄:良性狭窄(如口腔炎、食管炎等);恶性肿瘤(如癌、肉瘤等)。
(2) 外来压迫:咽后壁脓肿与包块、甲状腺极度肿大、纵膈占位病变等。

2. 运动性吞咽困难
(1) 吞咽始动困难:口腔病变、口腔麻醉、舌肌瘫痪等。
(2) 吞咽功能障碍:运动神经元病变,由神经肌接头病变导致的肌无力,由狂犬病、破伤风引起的肌痉挛等。

(三) 临床特点

常见的临床特点有流涎;食物从口角漏出;饮水呛咳;咳嗽;吞咽延迟;进食费力,声音嘶哑,进食量少;食物反流,食物滞留在口腔中和咽部;误吸及喉结构上抬幅度不足等临床表现。

（四）评估要点

1. 吞咽困难的评估流程

吞咽困难评估流程如图8-1所示。

2. 吞咽困难的评估方法

（1）一般信息的采集和评估。

①姓名、性别、年龄、外伤史、疾病史、遗传病史、烟酒史等；以前的吞咽检查、目前治疗和用药情况。

②一般临床检查法：患者对吞咽异常的主诉；吞咽困难持续时间、频度、加重和缓解的因素、症状、继发症状；临床观察，胃管、气管切开情况、营养/脱水、流涎、精神状态、体重、言语功能、吞咽肌和结构。

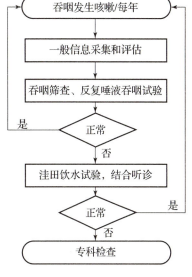

图8-1 吞咽困难评估流程

③口颜面功能评估：唇、颊部的运动：静止状态下唇的位置及有无流涎，做唇角外展动作以观察抬高和收缩的运动、做闭唇鼓腮、交替重复发"u"和"i"音、观察会话时唇的动作。

④颌的运动：静止状态下的颌位置、言语和咀嚼时颌的位置，是否能抗阻力运动。

⑤软腭运动：进食时是否有反流入鼻腔、发"a"音5次观察软腭的抬升、言语时是否有鼻腔漏气。

⑥舌的运动：静止状态下舌的位置、伸舌动作、舌抬高动作、舌向双侧的运动、舌的交替运动、言语时舌的运动，是否能抗阻力运动及舌的敏感程度。

⑦咽功能评估：吞咽反射检查：咽反射、呕吐反射、咳嗽反射等检查。

⑧喉的运动：发音的时间、音高、音量、言语的协调性及喉上抬的幅度。

（2）吞咽困难的评估及应用。

①EAT-10吞咽筛查（表8-1）：主要是在测试患者有无吞咽困难时提供帮助，评估前应注意患者意识状态和头部抬高的姿势。

表8-1 EAT-10吞咽筛查量表

姓名：　　　性别：　　　年龄：　　　诊断：　　　日期：

条目	0	1	2	3	4
1. 我的吞咽问题已经使我体重减轻					
2. 我的吞咽问题影响我在外就餐					
3. 吞咽液体费力					
4. 吞咽固体食物费力					
5. 吞咽药丸费力					
6. 吞咽时有疼痛					

续表

条目	0	1	2	3	4
7. 我的吞咽问题影响我享用食物时的快感					
8. 我吞咽时有食物卡在喉部					
9. 我吃东西时会咳嗽					
10. 我感到吞咽有压力					

备注：
（1）请将每一题的数字选项写在相应的方框。回答您所经历的下列问题处于什么程度？0＝没有　1＝轻　2＝中　3＝重　4＝非常严重。
（2）0 分代表没有障碍；3 分以上为吞咽功能异常；4 分代表严重障碍。
（3）得分。

②反复唾液吞咽试验：是观察引发随意性吞咽反射的一种简单方法，具体操作步骤如下：a. 患者取坐位或半卧位，身体放松；b. 检查者将食指横置于患者的喉结和舌骨处，嘱患者尽量快速反复做吞咽动作，喉结和舌骨随着吞咽运动，越过手指后复位，即判定完成一次吞咽反射，当患者诉口干难以吞咽时，可在其舌上滴注少许水，以利吞咽；c. 让患者尽快反复吞咽，并记录完成吞咽次数，老年患者能在 30 s 内达到 3 次吞咽即可；d. 一般存在吞咽困难的患者，即使第一次吞咽动作能顺利完成，但接下来的吞咽动作会变得困难，或者喉结和舌骨尚未上举就已下降。

③洼田饮水试验：要求患者意识清楚并能够按照指令完成试验，检查时患者取坐位，见表 8 - 2。

表 8 - 2　洼田饮水试验

姓名：　　　性别：　　　年龄：　　　诊断：　　　日期：

患者端坐，喝下 30 mL 温开水，工作人员观察所需时间和呛咳情况	
分级	评定标准
1 级（优）	能顺利地一次将水咽下
2 级（良）	分 2 次以上，能不呛咳地咽下
3 级（中）	能 1 次咽下，但出现呛咳
4 级（可）	分 2 次以上咽下，但出现呛咳
5 级（差）	频繁呛咳，不能全部咽下

备注：
正常：1 级，5 s 之内。
异常：3、4、5 级。
可疑：1 级，5 s 以上或 2 级。

④胸部、颈部听诊：将听诊器放在喉的外侧缘，能听到正常呼吸、吞咽和讲话时的气流声；检查者用听诊器听患者的呼吸声，分别在吞咽前后听呼吸声做对比，分辨呼吸道是否有分泌物或残留物。

3. 专科检查

患者出现反复呛咳、吞咽困难；吞咽困难在原有基础上加重；听诊时发现呼吸道有分泌物或残留物应立即联系专科进行检查。

> **学习园地**
>
> 张伯伯，男性，72岁，精神好，生活能自理，沟通无障碍，近三个月进食时，总出现咳嗽情况。
> 1. 你认为张伯伯的情况是否属于进食过程中的正常现象？
> 2. 如果不是，你认为张伯伯出现了什么情况？
> 3. 你如何安全地为张伯伯进行吞咽情况评估？

（四）照护要点

1. 吞咽困难发生异物卡喉的紧急处理

（1）清醒状态下的急救：通常采用海姆立克急救法，具体步骤如下：①护士帮助患者站立并站在患者背后，用双手臂由腋下环绕患者的腰部；②一手握拳，将拳头的拇指一侧放在患者的胸廓下段与脐上的腹部部分；③用另一手抓住拳头，肘部张开，用快速向上的冲击力挤压患者腹部；④反复重复第③步，直至异物吐出。

（2）无意识状态下的急救：使患者置平卧位，将其肩胛下方垫高，使颈部伸直，摸清环状软骨下缘和环状软骨上缘的中间部位（即位于喉结下方的环甲韧带）稳准地将一个粗针头(12~18号) 刺入气管，以暂时缓解缺氧状态，以争取时间抢救，必要时还要配合医师行气管切开术。

2. 一般照护

（1）急性期患者如昏迷状态或意识尚未完全清醒，应使用鼻饲或经皮内镜下胃造瘘术。早期进行吞咽功能训练，尽快撤除鼻饲或胃造瘘。

（2）吞咽障碍患者应注意口腔卫生及全身状况的改善：糖尿病患者应注意进食流质食物的吸收问题，特别是应用胰岛素的患者，注意瞬时低血糖或高血糖的发生，加强血糖监测。

（3）选择患者易接受的食物，进食的顺序：磨烂的食物或糊→剁碎的食物或浓液→正常的食物和水。

（4）进食时应采用半坐位或坐位，选择最佳食物黏稠度，限制食团大小，发生呛咳时宜暂停进餐，等到呼吸完全平稳时再喂食物，频繁呛咳且严重者应停止进食。

（5）定时帮助患者翻身、拍背并指导患者有效咳嗽、排痰，以保持呼吸道通畅，且应注意进食后30 min内不进行吸痰等容易诱发恶心、呕吐等的操作。

3. 吞咽功能锻炼指导

（1）面部肌肉锻炼：包括皱眉、鼓腮、露齿、吹哨、龇牙、张口、咂唇等。

（2）舌肌运动锻炼：伸舌，使舌尖在口腔内左右用力顶两颊部，并沿口前庭沟做环转运动。

（3）软腭的训练：张口后用压舌板压舌，用冰棉签于软腭上进行快速摩擦，以刺激软腭，要求患者发出"啊、喔"声音，使软腭上抬，以利于吞咽。

学中做

三人为一组，一位扮演张伯伯，另一位扮演张伯伯家属，还一位扮演养老服务部工作人员。

1. 开展情境演示，张伯伯的家属打电话告知社区养老服务部关于张伯伯近期进食时出现频繁咳嗽的情况，需要社区养老服务部给予居家养老指导。

2. 养老服务部工作人员接到通知后，通过电话初步了解了张伯伯目前身体状况，注意资料收集的完整性，做好上门前的各项物品准备。上门后，工作人员为张伯伯进行视吞咽功能评估，然后根据评估结果对其进行正确的居家护理指导。

3. 演示结束后，小组成员反思在扮演过程中是否存在不足之处和需要改进的地方，再反复练习，以达到模拟居家护理服务真实场景。

任务二 排泄问题

学习园地

王奶奶，70岁，患原发性高血压多年，经常在打喷嚏或咳嗽后小便不自主漏出，觉得自己全身都是尿的味道，也因此而感到自卑，不愿与人交流，且有意识地减少水分的摄入。近半年来，王奶奶食欲减退、经常腹胀，三四天才大便一次，最长时1周，且粪便干硬如羊粪状，经常使用开塞露帮助排便，近一周会阴部出现散发糜烂点，同时伴刺痛。

1. 作为一名照护者，你认为王奶奶出现了什么状况？
2. 在进行护理前需要评估什么内容？
3. 如何对王奶奶进行居家照护指导？

排泄是机体将新陈代谢所产生的终产物排出体外的生理过程，是人体基本的生理需要之一，也是维持生命必要条件之一。人体的排泄途径有皮肤、呼吸道、消化道及尿道，其中消化道和尿道是主要排泄途径。许多因素可直接或间接地影响人体排泄活动和形态，而每个个体受到的影响因素也不尽相同。因此，掌握与排泄有关的评估与照护知识，可帮助老年人维持正常的排泄功能，满足其排泄需要，使之获得最佳的健康状态。

一、慢性便秘

（一）概述

慢性便秘是一种常见的老年综合征，表现为排便次数减少、粪便干结和（或）排便困难，目前主要根据罗马Ⅳ标准和患者主诉进行诊断，即在诊断前症状至少存在了 6 个月，其中至少近 3 个月有症状，且至少 1/4 的排便情况符合下列 2 项或 2 项以上：排便费力感、干球粪或硬粪、排便不尽感、肛门直肠梗阻感和（或）堵塞感，甚至需手法辅助排便，且每周排便少于 3 次。

老年人便秘的发生概率随年龄增加而增加，慢性便秘在 60 岁以上人群中患病率为 15%～20%，80 岁后达 20%～34%，长期行动不便需要照护的老年人甚至高达 80%。慢性便秘不仅使老年人精神压力增大，且与下消化道肿瘤、老年性精神障碍及心脑血管意外的发生密切相关，极大威胁着老年人的晚年生命健康。因此，如何科学地评估、有效地处理老年人慢性便秘意义重大。

（二）常见原因

1. 生理因素

老年人便秘患病率较青壮年明显增高，主要是由于随着年龄的增加，老年人的食量和体力活动明显减少，胃肠道分泌消化液减少，肠管的张力和蠕动减弱，腹腔及盆底肌肉乏力，肛门内外括约肌减弱，胃结肠反射减弱，直肠敏感性下降，使食物在肠内停留过久，水分被过度吸收引起便秘。

2. 不良饮食习惯

（1）膳食纤维摄入不足。由于日常生活中动物性食物摄入过多，谷类食物、膳食纤维摄入不足，使肠道蠕动缓慢、排便不畅而造成便秘。

（2）饮水不足。老年人口渴感觉迟钝，对体内高渗状态的调节能力下降，易出现轻度脱水现象，增加了便秘的危险。

（3）不良饮食习惯。例如饮酒、喜食辛辣食物、饮用浓茶、偏食等。

3. 活动减少

由于某些疾病或肥胖因素，老年人（特别是因病卧床或坐轮椅的老年人）因缺少运动，肠内容物长时间停留在肠腔中，水分被过度吸收而引起了便秘。

4. 疾病

肺心病、心力衰竭、肛裂、糖尿病引起的神经病变、老年认知障碍等均可引起便秘。

5. 药物作用

老年人用药种类较多，如阿片类镇痛药、利尿药、抗抑郁药、轻泻药等均可导致便秘。

6. 心理因素

情绪紧张、焦虑抑郁可导致神经调节功能紊乱，排便反射受到抑制。

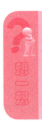

导致案例中的王奶奶便秘的主要原因有哪些？

（三）临床特点

1. 排便次数减少

每周排便少于 3 次、粪便干硬、排便费力、排便不尽感、排便时肛门直肠堵塞感，甚至需用一些手法辅助排便。

2. 排便时间延长

每次排便长达 30 min 以上或每天排便多次但排出困难，粪便干硬如羊粪状，且每次排出的量很少。

3. 可伴局部及全身症状

长期便秘可出现腹痛或腹部不适感，排便后可缓解；部分老年人还伴有食欲减退、乏力、睡眠障碍、抑郁、焦虑等全身症状。

（四）评估要点

1. 危险因素评估

（1）液体摄入量：每天的总液体摄入量不低于 1.5 L，老年人由于口渴感觉功能下降，即便体内缺水也不一定感到口渴，可根据尿量、皮肤弹性及口唇黏膜干燥程度来帮助其判断液体摄入量是否充足。

（2）饮食情况：评估每天进食的种类、分量、口味及喜好。

（3）活动量：活动量的减少可增加便秘的风险，需评估每天的活动量。

（4）环境因素：评估是否存在不适宜的排便环境，如缺乏私密性、不能独立上厕所、厕所设置不便利等。

（5）精神心理因素：老年人多面临多病、丧偶或独居等问题，需要评估其是否有焦虑、抑郁等心理因素，对于不良生活事件对老年人所造成的影响，可采用焦虑自评量表、抑郁自评量表等工具进行评估。

（6）社会支持：包括客观支持和主观支持。客观支持泛指物质上、经济上的直接援助以及稳定的婚姻、子女的关怀等；主观支持指老年人受尊重、被支持、被理解的情感上的满意程度。与此同时，社会支持还包括一个维度，即患者对社会支持利用的情况，以及利用他人支持和帮助的程度。

2. 临床评估

（1）便秘症状及粪便性状评估：包括便秘开始的时间、排便的频率、性状及排便困难的程度等，是否伴随腹胀、腹痛腹部不适以及胸闷、胸痛、气急、头晕等症状。

（2）报警征象评估：包括便血、贫血、食欲、体重变化、腹痛、腹部包块、排便习惯改变等，同时要了解有无结直肠息肉、炎症性肠病等肠道疾病家族史。

（3）用药情况评估：有无使用阿片类镇痛药、利尿药、抗抑郁药、抗帕金森病药等可导致便秘的药物，有无使用泻药，以及使用的种类、剂量、频率和期限。

（4）认知功能状况评估：老年人便秘者认知功能障碍发生率高，便秘情况随着认知功能障碍的加重而加重。

（5）便秘严重程度评估：可根据便秘症状轻重以及对生活影响的程度分为轻度、中度、重度。轻度：症状较轻，不影响日常生活，可通过整体调整、短时间用药等恢复正常排便。中度：介于轻度和重度之间。重度：便秘症状重且持续时间低，严重影响工作、生活，需要药物治疗，不能停药或药物治疗无效。

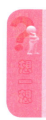

作为居家照护者，你认为对于老年人便秘评估应该着重评估哪些方面的内容？

3. 常用评估量表

（1）布里斯托粪便性状分型见表 8 – 3。

表 8 – 3　布里斯托粪便性状分型表

分型	图例	说明
1		分散的干球粪，如坚果（很难排出）
2		腊肠状，成块

续表

分型	图例	说明
3		腊肠状，表面有裂缝
4		腊肠状或蛇状，光滑而柔软
5		柔软团块，边缘清楚（容易排出）
6		软片状，边缘毛糙，或稀便
7		水样便，无固形成分

注：第1、2型表示发生了便秘；第3、4型是理想便形，第5~7型则表示可能存在腹泻现象。

（2）便秘评估系统见表8-4。

表8-4 便秘评估系统

项目	分值	
排便频率		
1~2次/1~2天	0	□
2次/周	1	□
1次/周	2	□
少于1次/周	3	□
少于1次/月	4	□
排便费力		
从不	0	□
很少	1	□
有时	2	□
经常	3	□
总是	4	□

续表

项目	分值	
排便不尽感		
从不	0	□
很少	1	□
有时	2	□
经常	3	□
总是	4	□
腹痛		
从不	0	□
很少	1	□
有时	2	□
经常	3	□
总是	4	□
每次上厕所时间（分钟）		
少于5分钟	0	□
5~10分钟	1	□
10~20分钟	2	□
20~30分钟	3	□
大于30分钟	4	□
排便辅助方法		
无	0	□
刺激性泻剂	1	□
手助排便或灌肠	2	□
每天去排便但没有排出来的次数		
没有	0	□
1~3次	1	□
3~6次	2	□
6~9次	3	□
大于9次	4	□

续表

项目	分值	
病程（年）		
0 年	0	☐
1~5 年	1	☐
5~10 年	2	☐
10~20 年	3	☐
大于 20 年	4	☐
备注：总分为 30 分，最低为 0 分，大于等于 15 分即为便秘，分值越高表明便秘的程度越严重。		

（3）便秘患者生活质量量表见表 8-5。

表 8-5 便秘患者生活质量量表

下列问题与便秘的症状有关。在过去的 2 周内，下列症状的严重程度或强度是怎样的？	一点也不	有一点	一般	比较严重	非常严重
	0	1	2	3	4
1. 感到腹胀？	☐	☐	☐	☐	☐
2. 感到身体沉重？	☐	☐	☐	☐	☐
下列问题与便秘对日常生活的影响有关。在过去的 2 周内有多少时间出现以下问题？	没有时间	偶尔	有时	多数时间	总是
	0	1	2	3	4
3. 感到身体不舒服？	☐	☐	☐	☐	☐
4. 有便意但排便困难？	☐	☐	☐	☐	☐
下列问题与便秘的症状有关。在过去的 2 周内，下列症状的严重程度或强度是怎样的？	一点也不	有一点	一般	比较严重	非常严重
	0	1	2	3	4
5. 与他人在一起感到不自在？	☐	☐	☐	☐	☐
6. 因为便秘吃得越来越少吗？	☐	☐	☐	☐	☐

续表

下列问题与便秘对日常生活的影响有关，在过去的2周里，下列问题的严重程度和强度是怎样的？	一点也不	有一点	一般	比较严重	非常严重
	0	1	2	3	4
7. 必须关心吃什么	□	□	□	□	□
8. 缺乏食欲	□	□	□	□	□
9. 担心不能随意选择食物（如在朋友家）	□	□	□	□	□
10. 出门在外，因在卫生间时间太长而感到不自在	□	□	□	□	□
11. 出门在外，因频繁去卫生间感到不自在	□	□	□	□	□
12. 总是担心改变生活习惯（如旅行、外出等）	□	□	□	□	□
下列问题与便秘的感觉有关。在过去的2周里，下列症状出现的时间频率是？	没有时间	偶尔	有时	多数时间	总是
	0	1	2	3	4
13. 感到烦躁易怒	□	□	□	□	□
14. 感到不安	□	□	□	□	□
15. 感到困惑	□	□	□	□	□
16. 感到紧张	□	□	□	□	□
17. 感到缺乏自信	□	□	□	□	□
18. 感到生活失去控制	□	□	□	□	□
下列问题与便秘的感觉有关。在过去2周内，下列问题的严重程度和强度是？	一点也不	有一点	一般	比较严重	非常严重
	0	1	2	3	4
19. 为不知何时排便而担心	□	□	□	□	□

续表

下列问题与便秘的感觉有关。在过去的2周里，下列问题的严重程度和强度是？	一点也不	有一点	一般	比较严重	非常严重
	0	1	2	3	4
20. 担心不能排便	□	□	□	□	□
21. 因不排便而影响生活	□	□	□	□	□
下列问题与便秘对日常生活的影响有关。在过去2周内，下列症状出现的时间频率是？	没有时间	偶尔	有时	多数时间	总是
	0	1	2	3	4
22. 担心情况越来越糟	□	□	□	□	□
23. 感到身体不能工作了	□	□	□	□	□
24. 大便次数比想象的少	□	□	□	□	□
下列问题与关于排便满意度有关。在过去的2周内，下列问题的严重程度和强度是？	很满意	比较满意	一般	有点不满意	很不满
	0	1	2	3	4
25. 对大便次数满意吗？	□	□	□	□	□
26. 对大便规律满意吗？	□	□	□	□	□
27. 对食物经过肠道的时间满意吗？	□	□	□	□	□
28. 对以往的治疗满意吗？	□	□	□	□	□

注：便秘患者生活质量量表是反映过去2周内便秘对您日常生活的影响。请按每个问题选择答案；各条目得分越高，代表生活质量越差。

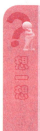

阅读《中国老年人便秘评估技术应用共识（草案）》与《老年人慢性便秘的评估与处理专家共识》后，分组讨论日常工作中十分有用的相关知识。

采用便秘评分系统和便秘患者生活质量量表对王奶奶进行评估，找出需要帮助其改善的项目。

(五) 照护要点

照护应针对引起便秘的原因进行。其总体目标是便秘情况缓解或消失；形成良好的生活习惯，定时排便；掌握便秘的照护知识；保证每日含纤维素食品和水分的摄入；坚持每日活动锻炼，预防便秘。

1. 便秘的预防

调整生活方式是预防老年人发生便秘的重要照护措施。

（1）合理膳食：多饮水、增加膳食纤维的摄入、多食产气食物及增加润滑肠道食物、少饮浓茶或含咖啡因的饮料，禁食生冷、辛辣等刺激性食物。

（2）适度运动：指导老年人进行适当的有氧运动和做提肛训练。

（3）建立良好的排便习惯。

（4）腹部按摩。

（5）满足老年人对于私人空间需求。

2. 发生便秘后的照护

（1）口服药物，告知老年人勿长期使用泻药，以防止产生药物依赖。

（2）在医生的指导下使用开塞露、灌肠药和栓剂。

（3）发生粪便嵌顿无法自行排出时，采取人工取便法将粪便取出。

（4）心理疏导：缓解老年人抑郁、恐惧的负性心理。

（5）生物反馈治疗。

（6）中医辨证施治。

> **学中做**
>
> 请基于评估结果，为王奶奶制定一份个性化的照护计划。

二、失禁

(一) 尿失禁

1. 概述

尿失禁是指由于膀胱括约肌损伤或神经功能障碍而丧失排尿自控能力，使尿液不受主观控制而自尿道口溢出或流出的状态。

尿失禁是老年人中最为常见的健康问题，因居住场所不同，老年人尿失禁的发生率有一定差别，社区老年人尿失禁的发生率约为30%，住院老年人为40%～70%，养老院老年人为50%。其中1/3为暂时性尿失禁，通过积极处理可以使症状缓解，但若处理不当，可能长期存在。尿失禁虽然对老年人的生命无直接影响，但是它所造成的身体异味、反复尿路感染及皮肤糜烂，是引起老年人出现孤僻、抑郁等心理问题的原因之一，如果不及时干预,最终会变成恶性循环,对老年人的身心健康造成严重影响。

2. 常见原因

(1) 中枢神经系统疾病,如脑卒中、脊髓病变等引起的神经源性膀胱。

(2) 手术创伤,如前列腺切除术、膀胱手术、直肠癌根治术等,可损伤膀胱和括约肌的运动或感觉神经。

(3) 尿潴留,由前列腺增生、膀胱颈挛缩、尿道狭窄等引起。

(4) 不稳定性膀胱,由膀胱肿瘤、结石、炎症、异物等引起。

(5) 妇女绝经后,雌激素缺乏引起尿道壁和盆底肌肉张力减退。

(6) 分娩损伤,如子宫脱垂、膀胱膨出等引起括约肌功能减弱。

(7) 药物作用:利尿药、抗胆碱能药、抗抑郁药、抗精神病药及镇静催眠药等。

(8) 心理问题:焦虑、抑郁等。

(9) 其他:如粪便嵌顿和各种活动情况等。

3. 临床特点

(1) 临床症状:尿液不受主观控制自尿道口溢出或流出。

(2) 伴发其他症状:如尿急、尿频,日间排尿超过 7 次;夜尿(夜间排尿 > 1 次);突然出现的排尿急迫感。

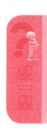

案例中的王奶奶共生育了 8 个子女,导致王奶奶尿失禁的主要原因有哪些?

4. 评估要点

(1) 一般资料:年龄、性别、认知功能、服药情况、是否伴发尿频、尿急等,是否存在尿道手术史及外伤史等。

(2) 评估病理因素:评估老年人是否有神经系统损伤或病变,肾脏病变,泌尿系肿瘤、结石、狭窄等疾病。

(3) 询问老年人在咳嗽、打喷嚏时是否会出现尿失禁。

(4) 几种常用评估量表。

①国际尿失禁咨询委员会尿失禁问卷表简表见表 8-6。

表 8-6　国际尿失禁咨询委员会尿失禁问卷表简表

序号	评估内容	评分细则	得分
1	您尿失禁的次数?	0 分 = 从来没有	
		1 分 = 1 星期大约尿失禁 ≤ 1 次	

续表

序号	评估内容	评分细则		得分
1	您尿失禁的次数?	2 分 = 每星期尿失禁 2~3 次		
		3 分 = 大约每天尿失禁一次		
		4 分 = 尿失禁数次/天		
		5 分 = 始终尿失禁		
2	在通常情况下,您的尿失禁量有多少(不管您是否使用了防护用品)?	0 分 = 尿失禁		
		2 分 = 少量尿失禁		
		4 分 = 中等量尿失禁		
		6 分 = 大量尿失禁		
3	总体上看,尿失禁对您日常生活影响程度如何?	请在 0(表示没有影响)和 10(表示有很大影响)之间选择某个数字; 没有影响 0 1 2 3 4 5 6 7 8 9 10 有很大影响		
4	什么时候发生尿失禁?(请在与您情况相符的空格打"√")			第 项
	1. 从不尿失禁□	2. 在睡着时失禁□		
	3. 在活动或体育运动时尿失禁□	4. 在无明显理由的情况下尿失禁□		
	5. 未到厕所就会有尿失禁□	6. 在咳嗽或打喷嚏时尿失禁□		
	7. 在小便完和穿好衣服时尿失禁□	8. 在所有时间中都尿失禁□		

备注:用自我评估方式,结合近 4 周的症状评估尿失禁的发生率及影响程度,前 3 个项目得分之和即为总分。总分 0 分为正常,1~7 分为轻度尿失禁,8~14 分为中度尿失禁,15~21 分为重度尿失禁。

②国际前列腺症状评分见表 8-7。

表 8-7 国际前列腺症状评分

在近一个月内,您是否出现过以下症状?	次数					症状得分
	没有	少于 1 次	少于半数	大约半数	多于半数	几乎每次	
1. 是否经常有尿不尽感?	0	1	2	3	4	5	
2. 两次排尿时间间隔是否经常小于 2 h?	0	1	2	3	4	5	
3. 是否经常出现间断性排尿现象?	0	1	2	3	4	5	

续表

在近一个月内，您是否出现过以下症状？	次数						症状得分
	没有	少于1次	少于半数	大约半数	多于半数	几乎每次	
4. 是否出现排尿不能等待的现象？	0	1	2	3	4	5	
5. 是否经常出现尿线变细的现象？	0	1	2	3	4	5	
6. 是否经常需要用力才能排尿？	0	1	2	3	4	5	
7. 从入睡到起床一般需要排尿几次？	没有	1	2	3	4	5	
合计							

症状总评分：0~7分为轻度；8~19分为中度；20~35分为重度。

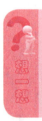

1. 该如何对案例中的王奶奶进行尿失禁评估？重点评估内容有哪些？
2. 除对尿失禁进行评估外，还应进行何种评估？为什么？

5. 照护要点

（1）预防。
①盆底肌肉训练、膀胱训练。
②生活方式干预：合理膳食、减轻体重、戒烟、规律运动。
③控制尿路感染，雌激素缺乏者应在医生指导下补充雌激素。
④进行恰当的药物治疗。

（2）发生尿失禁后的管理。
①尿失禁照护用具选择与照护见表8-8。

表8-8 尿失禁照护用具选择与照护

用具	适用对象	照护注意事项
失禁护垫（纸尿片）	无会阴部及臀部局部皮肤受损者	及时更换，更换时用温水清洗会阴部，保持会阴部皮肤清洁干燥
便盆	神志清楚者	指导正确使用便盆，切忌拉、拽、扯，防止皮肤受损
留置导尿管	有压疮者	每日进行尿道口照护，保持尿管通畅，而且尿袋不能等于或高于膀胱水平，防止尿液倒流

续表

用具	适用对象	照护注意事项
避孕套式尿袋	男性患者	选择适合阴茎大小的尿袋
		使用前清洁会阴部并保持其干燥
		尿袋固定高度适宜，防止尿液反流
		保持皮肤干燥
保鲜袋式尿袋	男性无烦躁症者	松紧适度，避免由于过紧而引起阴茎缺血
		及时更换，防止侧漏
		保持会阴部皮肤清洁、干燥，每次排尿后及时更换保鲜袋，更换时用温水清洁会阴部皮肤、阴茎、龟头、包皮等处的尿液和污垢

②皮肤照护。
③根据医嘱使用药物。
④心理调适。

知识拓展

失禁相关性皮炎（Incontinence Associated Dermatitis，IAD）是潮湿相关性皮肤损伤的一种，是便失禁和（或）尿失禁患者常见的皮肤问题。2007年，Gray等将失禁相关性皮炎定义为由于慢性或反复接触尿液或粪便，而导致皮肤出现以红斑，伴或不伴水疱、侵蚀或皮肤屏障作用缺失等为主要表现的炎症反应。失禁相关性皮炎主要发生于会阴部、骶尾部、臀部、腹股沟、男性的阴囊、女性的阴唇、大腿内侧及后部。

知识链接

《失禁护理实践指南》

学中做

1. 基于王奶奶的评估结果，为其制定一份个性化照护计划。
2. 请为王奶奶制定一份排尿日记。

（二）大便失禁

1. 概述

大便失禁是指粪便及气体不能随意控制，不自主地流出肛门外。大便失禁的发病率随年龄增加而上升,65岁以上的男性和女性显性大便失禁的发病率是年轻人的5倍。大便失禁其粪便泄出物污染内裤,产生异味,影响老年人自尊,同时可并发肛周皮肤感染、破溃等并发症,给老年人带来极大的痛苦,增加社会及家庭负担,给照护者带来较大困扰。

2. 常见原因

(1) 解剖学异常。

瘘、直肠脱垂及肛门直肠先天性异常、损伤、分娩时损伤等肛门直肠创伤。

(2) 神经肌肉疾病。

①中枢神经系统受损:认知障碍、精神发育迟缓、脑卒中、脑肿瘤、脊柱损伤等。

②外周神经系统受损:马尾损害、多发性神经炎、糖尿病等。

③骨骼肌疾病:重症肌无力、肌病、肌营养不良。

④平滑肌功能异常及直肠顺应性异常:炎症性肠病、放射性直肠炎、直肠缺血、粪便嵌顿。

⑤肛门括约肌功能不全:放射性直肠炎、糖尿病。

3. 临床特点

(1) 完全大便失禁:不能随意控制粪便及气体排出。

(2) 不完全大便失禁:可控制干便排出,却不能控制稀便和气体排出。

4. 评估要点

(1) 询问病史,了解症状。

(2) 观察老年人排便的性质、量、规律和习惯。

(3) 查看肛门周围皮肤情况。

(4) 分析引起老年人大便失禁的相关因素。

(5) 常用评估量表:Wexner肛门失禁评分系统见表8-9。

表8-9 Wexner肛门失禁评分系统

肛门失禁类型	频率				
	从不	很少	有时	经常	总是
固体	0	1	2	3	4
液体	0	1	2	3	4
气体	0	1	2	3	4
卫生垫	0	1	2	3	4
生活方式改变	0	1	2	3	4

备注:0=正常;20=完全失禁;从不=0(从不);很少=<1次/月;有时=<1次/周,≥1次/月;经常=<1次/天,≥1次/周;总是≥1次/天。

5. 照护要点

(1) 皮肤照护。

(2) 心理疏导。
(3) 饮食照护。
(4) 大便失禁的照护用具选择与照护（表 8 – 10）。

表 8 – 10 大便失禁的照护用具选择与照护

用具	适用对象	照护注意事项
一次性尿垫或纸尿裤	所有患者	及时更换，更换时用温水清洗会阴部，保持会阴皮肤清洁干燥
灭菌纱球	稀大便且量较少者	塞入肛门 4~6 cm，放置妥当后将棉线末端留在肛门外，每隔 4~8 h 更换 1 次
便盆	清醒患者	指导正确使用便盆，切忌拉、拽、扯，防止皮肤受损
肛门控制器	水样大便且失禁严重者	将其留置于肛直肠交界处，观察有无腹胀等不适，大便少者每隔 4~8 h 更换，如滑脱及时更换
一次性肛管	稀大便且失禁严重者	放置深度 15~20 cm，肛管末端留在肛门外，用胶布固定后接一次性尿袋，每日更换一次性尿袋
卫生棉条	水样便且量较少者	放置深度 4~6 cm，每隔 4~8 h 更换一次
一次性气囊导管	水样便且失禁严重者	插入直肠 15~20 cm，注意装置连接处固定紧密，避免导管滑出
大便失禁袋	肛门周围皮肤无破损者	注意大便失禁袋的固定和局部皮肤的观察

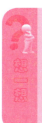

案例中的王奶奶由于 10 天未解大便，自行大量服用果导片（即酚酞片，现已停止销售）后出现剧烈腹泻，且腹泻时粪便不能控制。根据王奶奶的情况，为她制定的个性化照护计划中应该侧重于哪些照护内容？

学中做

两人为一个小组，一位扮演王奶奶，另一位扮演居家照护者，开展情境演示。

1. 询问王奶奶是如何看待自己的便秘和失禁问题的。
2. 通过评估找出王奶奶目前存在的主要照护问题。
3. 针对照护问题制定一份个性化居家照护计划。
4. 演示结束后，小组成员反思在扮演过程中存在的不足之处和需要改进的地方，通过反复练习掌握本项目相关知识，展现居家护理服务真实场景。

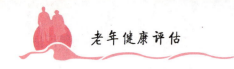

任务三 压疮风险

学习园地

刘阿姨，72岁，身高154 cm，体重48 kg，患老年痴呆症10年伴精神障碍。2个月前跌倒后卧床不起，大小便失禁，1个月前发现骶尾部发红继而破溃。

1. 作为一名照护者，您觉得刘阿姨出现了什么状况？
2. 在进行护理前需评估什么内容？
3. 如何对刘阿姨进行居家护理及照护指导？

压疮又叫压力性损伤，是临床常见的一种皮肤损伤，由于长时间压力导致皮肤及皮下组织损伤。2016年，美国压疮专家咨询组将压疮更名为压力性损伤，但我国《老年医学名词》《阿尔茨海默病名词》《肠内营养学名词》等均沿用"压疮"一词。

一、概述

压疮是指位于骨隆突处、医疗或其他器械下的皮肤和/或软组织的局部损伤。可表现为完整皮肤或开放性溃疡，可能会伴疼痛感。损伤是由于强烈和/或长期存在的压力或压力联合剪切力导致的。软组织对压力和剪切力的耐受性受微环境、营养、灌注、并发症以及软组织情况的影响。

据统计，家庭长期卧床人群中压疮的发生率高达20%~50%，养老院中的压疮发生率为20%，一旦发生压疮，老年人的疾病恢复期明显延长，医疗负担显著增加，甚至会因并发症而死亡。因此，掌握压疮的评估与照护知识，对降低压疮的发生率和促进压疮的愈合有着很重要的意义。

二、发生机制与常见原因

（一）发生机制

1. 物理学作用

压力、剪切力、摩擦力和潮湿是压疮发病机制中四个重要的物理因素。

2. 缺血损伤机制

一直以来，微循环障碍、缺血性损伤是导致压疮的主要机制，压疮的实质是组织受压后毛细血管血流被阻断导致局部缺血缺氧。

3. 缺血再灌注损伤机制

缺血再灌注损伤是指组织器官缺血一段时间，当血液重新恢复后，反而使组织器官损伤进一步加重。

4. 细胞变形机制

压疮因外力持续作用造成细胞变形，使细胞膜的通透性增加，从而导致细胞变形。

5. 淋巴回流障碍及组织液流动机制

毛细血管受压后完全或部分闭塞，血流灌注状态发生改变，使组织中的氧和营养供应不足，水和大分子物质的输入和输出平衡遭到破坏。

（二）常见原因

压疮的发生与老年人个体的全身和局部状况、医疗和物理环境等多种因素有关，导致压疮发生的危险因素见表8-11。

表8-11 导致压疮的危险因素

分类	具体原因
内源性因素	活动受限，高龄，营养不良以及心血管疾病、骨折、糖尿病、神经系统疾病、认知功能障碍、大小便失禁、风湿性疾病、挛缩和痉挛
外源性因素	压力：翻身不及时，石膏绷带、夹板、衬垫使用不当，松紧不适；剪切力：不适当翻动、移位；摩擦：衣服不平整，床单皱褶有碎屑，翻身时拖拉，使用脱漆便器；潮湿：汗液、尿液，血和各种渗出物

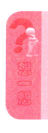

作为居家照护者，你认为导致压疮发生的原因有哪些？

三、临床分期

老年人出现压疮时可伴随出现疼痛、瘙痒、局部皮损，严重者可发生脓毒血症、败血症、贫血及坏疽等并发症。90%以上压疮出现在腰部以下，多发部位见于骶骨、髂棘、股骨大转子、足跟及外踝等处，其他部位也可发生，主要取决于老年人的体位。

2016年，美国的NPUAP（全国压疮咨询小组）根据皮肤组织的不同表现，将压疮分为以下6期。

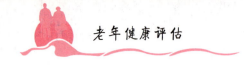

（一）1期

骨隆突处的皮肤出现非苍白性发红，按压不褪色的局限性红斑，但局部皮肤完整。

（二）2期

表皮和真皮缺失，可表现为完整或破裂的血清性水疱或基底面呈粉红色或红色表浅伤口，但不暴露脂肪层和更深处的组织，没有肉芽组织、腐肉和焦痂。

（三）3期

皮肤全层缺损，创面可见皮下脂肪组织、肉芽组织和伤口边缘上皮内卷，可能出现腐肉或焦痂、潜行和窦道，但筋膜、肌肉、肌腱、韧带、软骨和骨未暴露。

（四）4期

全层皮肤和组织损失，创面可见筋膜、肌肉、肌腱、韧带、软骨或骨溃疡。创面可能出现腐肉或焦痂，通常有上皮内卷、潜行和窦道。

（五）不可分期

全层皮肤被掩盖和组织缺损。创面的腐肉或焦痂掩盖了组织的损伤程度，去除腐肉和坏死组织后，创面将会呈现3期或伤4期压疮。

（六）深部组织损伤

骨隆突处强压力或持续压力和剪切力会致使局部皮肤出现持久性非苍白性发红，或呈褐红色与紫色，也可能在表皮分离后出现暗红色伤口疮或充血性水疱，颜色发生改变前往往出现疼痛和温度变化现象。伤口可能因处理方法的不同而呈现出无组织损伤或迅速发展为真正的组织损伤。

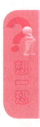

1. 不同体位的压疮多发部位有哪些？
2. 案例中的刘阿姨可能在哪些部位出现压疮？

四、评估要点

（一）评估内容

1. 危险因素

摩擦力、剪切力、大小便失禁等局部皮肤危险因素，以及知觉、感觉、活动能力和营养状态等。

2. 压疮伤口

如果老年人已存在压疮伤口，则需要进一步评估伤口变化情况、疼痛、组织类型、伤口尺寸、瘘管、分泌物、是否发生感染、伤口边缘情况、压疮分期、伤口周边皮肤等情况。

3. 潜在并发症

对局部瘘管形成、溃疡、骨髓炎和蜂窝织炎，全身营养不良、菌血症等并发症进行评估。

（二）评估时间及频率

（1）当老年人入住养老机构时和病情和治疗方法发生变化时，随时进行评估。
（2）急性病入院 48 h 内进行再次评估。
（3）高危老年人至少每天检查皮肤和骨隆突处一次，并做好记录。
（4）病情平稳的慢性病老年人，第一个月每周重新评估一次，然后每个季度评估一次。
（5）已患有压疮的老年人，每次更换敷料时进行评估，且至少每周对其进行再次评估。

（三）评估工具

1. Norton 压疮评估量表

Norton 压疮评估量表用于预测导致老年人压疮的危险因素，是筛查压疮高危人群的重要工具，见表 8-12。

表 8-12 Norton 压疮评估量表

参 数	身体状况				精神状况				活动能力				灵活程度				失禁情况			
结果	好	一般	不好	极差	思维敏捷	无动于衷	不合逻辑	昏迷	可以走动	在帮助下可以走动	坐轮椅	卧床	行动自如	轻微受限	非常受限	不能活动	无失禁	偶有失禁	常常失禁	大小便完全失禁
分数	4	3	2	1	4	3	2	1	4	3	2	1	4	3	2	1	4	3	2	1
得分																				

使用说明：评分 ≤14 分则有发生压疮的危险，≤8 分则有发生压疮及高度的危险，建议采取预防措施。
身体状况：指最近的身体健康状态（如营养状况、组织肌肉块完整性、皮肤状况）。
    4——良好：身体状况稳定，看起来很健康，营养状态良好。
    3——尚可：一般身体状况稳定，看起来健康状况尚可。
    2——虚弱/差：身体状况不稳定，看起来还算健康。
    1——非常差：身体状况很危急，呈现病态。
精神状况：指意识状况和定向感。
    4——清醒：对人、事、地定向感非常清楚，对周围事物敏感。
    3——冷漠：对人、事、地定向感只有 2~3 项清楚，反应迟钝、被动。
    2——混淆：对人、事、地定向感只有 1~2 项清楚，沟通对话不恰当。
    1——木僵：无感觉、麻木、没有反应、嗜睡。

续表

参数	身体状况	精神状况	活动能力	灵活程度	失禁情况

活动能力：指个体可行动的程度。
  4——活动自如：能独立走动。
  3——需协助行走：若无人协助则无法走动。
  2——轮椅活动：只能以轮椅代步。
  1——因病情或医嘱限制而卧床不起。
灵活程度：个体可以移动和控制四肢的能力。
  4——完全不受限制：可随意自由移动、控制四肢活动自如。
  3——稍微受限制：可移动、控制四肢，但需要有人稍微协助才能翻身。
  2——大部分受限制：若无人协助则无法翻身，肢体轻瘫、肌肉萎缩。
  1——移动障碍：无移动能力，不能翻身。
失禁情况：个体控制大/小便的能力。
  4——无：大小便控制自如，或留置尿管但大便失禁。
  3——偶尔失禁：在过去24 h内有1~2次大小便失禁之后使用尿套或留置尿管。
  2——经常失禁：在过去24 h之内有3~6次大小便失禁或腹泻。
  1——大小便失禁：无法控制大小便，且在24 h内出现了7~10次大小便失禁

2. Braden 压疮风险因素评估表

Braden 压疮风险因素评估表在国内使用较为广泛，对压疮的高危人群有较好的预测效果，见表 8-13。

表 8-13　Braden 压疮风险因素评估表

因素	评分及依据				得分
	1	2	3	4	
感知	完全受限	非常受限	轻度受限	未受损害	
潮湿	持久潮湿	经常潮湿	偶尔潮湿	很少潮湿	
活动能力	卧床不起	局限于轮椅	偶尔步行	经常步行	
移动能力	完全受限	严重受限	轻度受限	不受限	
营养	非常差	可能不足	适当	良好	
摩擦力和剪切力	有此问题	有潜在问题	无明显问题		
1. 感知	完全受限	非常受限	轻度受限	未受损害	
机体对压力所引起的不适感反应能力	由于知觉减退或服用镇静药而对疼痛刺激没有反应（没有呻吟、退缩或紧握表现）或身体绝大部分感觉疼痛的能力受限	只对疼痛的刺激有反应，只能通过呻吟等方式表达不适。可能身体的一半以上部位感觉疼痛或不适的能力受限	对口头指令有反应，但不能总是表达不适或需求翻身。或1~2个肢体感觉疼痛或不适的能力受限	对口头指令反应，没有感觉障碍，感觉或表达疼痛或不适的能力没有受损害	

续表

2. 潮湿	持续潮湿	经常潮湿	偶尔潮湿	很少潮湿
皮肤暴露在潮湿环境中的程度	由于暴露于汗液、尿液等潮湿环境中，使得皮肤一直处于潮湿状态，每当移动患者或者给患者翻身时都会发现患者的皮肤是潮湿的	皮肤经常、但不总是处于潮湿状态，至少每班要更换一次床单	皮肤偶尔潮湿，每天需要额外更换一次床单	皮肤通常是干燥的，按常规换床单即可
3. 活动能力	卧床不起	局限于轮椅	偶尔步行	经常步行
躯体活动的能力	限制在床上	行走能力严重受限或不能行走，不能负荷自身重量而必须在协助下依赖椅子或轮椅	白天在别人的帮助下或在无帮助的情况下可偶尔进行短距离行走。每天大部分时间在床上或椅子上度过	醒着的时候每天至少可以在室外活动 2 次，室内至少每 2 h 活动一次
4. 移动能力	完全受限	严重受限	轻度受限	未受限
改变或控制躯体位置的能力	在没有人帮助的情况下，不能完成轻微的躯体或四肢的位置改变	偶尔能轻微移动躯体或四肢，但不能独立完成经常的或明显的躯体位置改变	能经常独立地改变躯体或四肢的位置，但变动幅度不大	能独立完成经常性的大幅度体位改变
5. 营养	非常差	可能不足	适当	良好
平常的食物摄入模式	从未吃过完整的一餐，很少能摄入所给食物量的1/3。每天能摄入 2 份或以下的蛋白质（肉或乳制品）。摄入液体量很少。没有补充每天规定量以外的液体；或者禁食和（或）进流食或超过 5 天静脉输液	很少吃完一份饭，通常只能摄入所给食物量的1/2。每天蛋白质摄入量达到 3 份，偶尔能得到每日规定量外的补充；或摄入量略低于理想的液体或管饲食物的量	可摄入供给量一半以上。每天摄入 4 份蛋白质（肉或乳制品）。偶尔拒吃一餐，但通常会接受补充食物的安排；或者管饲能达到绝大部分的营养所需	每餐能摄入绝大部分食物，从来不拒绝任何一餐，通常摄入 4 份或更多的蛋白质，两餐间偶尔进食。不需要额外补充营养
6. 摩擦力和剪切力	有此问题	有潜在问题	无明显问题	—
	移动时需要别人提供大量帮助，不可能做到完全抬起而不碰到床单，在床上或者椅子上时经常滑落。痉挛、挛缩或躁动不安时通常导致摩擦	躯体移动乏力，或者需要一些帮助，在移动过程中，皮肤在一定程度上会碰到床单、椅子、约束带或其他设施。在床上或者椅子上可保持相对合适的体位，偶尔会滑落	能独立在床上或椅子上移动，并且有足够的肌肉力量在移动时完全抬起身体。在床上和椅子上总是保持良好的体位	—

Braden 压疮评分标准说明：

评分：18 分是发生压疮危险的临界值，15～18 分提示轻度危险，13～14 分提示中度危险，10～12 分提示高度危险，9 分及以下提示极度危险。

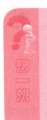

1. 导致案例中的刘阿姨发生压疮原因有哪些?
2. 使用 Norton 压疮评估量表或 Braden 压疮风险因素评估表进行评估。
3. 根据评估结果找出目前存在的护理问题。

五、预防要点

压疮的预防要做到六勤：勤翻身、勤擦洗、勤按摩、勤整理、勤更换、勤观察。

（1）避免局部长期受压。
（2）减少摩擦力和剪切力。
（3）保护老年人皮肤。
（4）增强营养。
（5）鼓励老年人活动。
（6）实施干预措施。

根据 Braden 压疮风险因素评估表实施干预措施，见表 8-14。

表 8-14 Braden 压疮风险评估干预措施

评分维度	干预措施
1. 体位转换	鼓励转动体位
	帮助变换体位
	每天下床坐椅子
	其他
2. 减少摩擦力和剪切力	移动患者时正确使用移动技巧
	在摩擦点处贴上保护膜
	半坐卧位时床头摇起≤30°，特殊情况除外
	30°侧卧位，特殊情况除外
	其他
3. 压力减缓用具的使用	气垫床、翻身床、悬浮床、波浪床
	肘部和足后跟使用压力减缓装置
	翻身枕
	水垫
	其他

续表

评分维度	干预措施
4. 皮肤照护	每天定时检查皮肤情况，特别是受压部位
	协助整理个人卫生，如床上浴、更换衣物
	当皮肤弄脏时及时清洁
	干性皮肤使用润肤霜
	受刺激浸润区域使用皮肤保护物
	使用纸尿片或纸尿裤
	使用尿套
	留置导尿管
	为大便失禁者安装造瘘袋或收集器材
	其他
5. 营养支持	合适的热量和蛋白质的摄入
	请营养师会诊
	鼻饲
	静脉高营养
	监测饮食摄入和排出
	其他

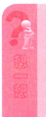

阅读 2019 版《压疮的预防与治疗：快速参考指南》，和小组成员讨论其中的实用技巧。

1. 压疮预防的干预措施有哪些？
2. 制定刘阿姨的个性化照护计划时应该侧重于哪些照护内容？
3. 刘阿姨下一步该怎么做？请你给出具体指导意见。

学中做

三人为一个小组，一位扮演刘阿姨，另一位扮演家属，还一位扮演居家照护者，开展情境演示。

1. 正确使用各压疮风险评估量表。

2. 通过评估找出刘阿姨发生压疮的原因和目前所存在的主要照护问题。
3. 针对刘阿姨问题的制定一份个性化照护计划并实施。
4. 居家照护者和家属进行有效沟通,指导其选择减压装置。
5. 演示结束后,小组成员反思在扮演过程中是否有不足和需要改进的地方,通过反复练习掌握压疮预防与护理知识,展现居家护理服务真实场景。

任务四 跌倒风险

学习园地

李大爷,73岁,患糖尿病和高血压多年,两天前在家中突感头晕后跌倒,而且跌倒时头面部着地,致前额出现皮下血肿。
1. 李大爷跌倒的危险因素有哪些?
2. 应对李大爷采取哪些护理措施?

一、概述

跌倒是指突发、不自主、非故意的体位改变,倒在地上或更低的平面上,但不包括由瘫痪、癫痫发作或外界暴力作用而导致的摔倒。

跌倒是我国伤害死亡的第四位原因,是65岁以上老年人伤害死亡的首位原因,据调查显示每年跌倒在65岁以上老年人中的发生率为30%,而在80岁以上老年人中则高达50%。老年人跌倒多发生在室内,其中50%的跌倒发生在卧室里,其次发生在门口、浴室、厨房、楼梯、书房等。对跌倒的恐惧会明显影响老年人的功能状态和整体生活质量,而反复跌倒和随之而来的损伤是老年人自理能力下降的重要因素。

二、危险因素

跌倒是多种因素相互作用的结果,见表8-15。其中内在因素多与老年人的衰老和疾病相关,而年龄大是导致老年人跌倒的重要因素;在因跌倒而住院的老年人中,由内在因素造成的占45%,由外在因素造成的占39%,由不明原因造成的占16%。引起跌倒的因素越多,老年人跌倒的可能性就越大。

表 8-15 老年人跌倒的危险因素

分类	因素名称
内在因素	年龄、步态不稳和平衡障碍、前庭功能障碍、外周神经系统疾病、肌力减弱、关节炎、内科疾病（心血管病）、功能受限、心理因素
外在因素	环境风险（室内、室外）、鞋、拐杖辅助设备不适当、约束/限制、社会因素（室外环境的安全设计、老年人是否独居等）

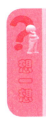

造成案例中的李大爷跌倒的危险因素有哪些？

三、临床表现

老年人跌倒后可并发多种损伤，如软组织损伤、骨折、关节脱位和内脏器官受损等。跌倒时的具体情况不同，表现也不同。若跌倒时臀部先着地，易发生髋部股骨骨折，表现为剧烈疼痛、不能行走或跛行。若老年人跌倒时向前扑倒，易发生股骨干、髌骨及上肢前臂骨折，出现局部肿胀、疼痛、破损和功能障碍。若老年人跌倒时头部先着地，可引起头部外伤、颅内血肿，当即或在数日甚至数月后出现出血症状。

四、评估要点

（一）起立-行走计时测试

该测试包括观察老年人在不依靠手臂力量情况下，从坐位站起时是否身体晃动，然后让老年人转身，往回走，再坐回原位。整个测试时间应小于 16 s，以增加测试的敏感性。完成此项测试较为困难的老年人提示跌倒风险增加，并需要进一步综合评估。

（二）直立性低血压检测

直立性低血压是跌倒常见的重要原因。直立性低血压最好在仰卧位，坐位 1 min、直立位 1 min 和 3 min 之后通过测血压来检测。并且在一天的不同时间核查不同体位的血压。在站立后收缩压下降越过 20 mmHg 或舒张压下降 10 mmHg 被普遍认为代表有临床意义的体位性低血压。

（三）常用跌倒风险评估量表

1. Morse 跌倒风险评估量表

Morse 跌倒风险评估量表见表 8-16。

表 8-16 Morse 跌倒风险评估量表

项目	评价标准		得分
1. 跌倒史	近 3 个月内无跌倒史	0	
	近 3 个月内有跌倒史	25	
2. 超过 1 个医学诊断	没有	0	
	有	15	
3. 行走辅助	不需要/完全卧床/有专人扶持	0	
	拐杖/手杖/助行器	15	
	扶靠家具行走	30	
4. 静脉输液/置管/使用特殊药物	没有	0	
	有	20	
5. 步态	正常/卧床休息/轮椅代步	0	
	虚弱乏力	10	
	平衡失调/不平衡	20	
6. 认知状态	了解自己能力，量力而行	0	
	高估自己的能力/忘记自己受限制/意识障碍/躁动不安/沟通障碍/睡眠障碍	15	
合计			

评分标准：
跌倒低危人群：<25 分。跌倒中危人群：25~45 分。跌倒高危人群：>45 分。

2. 老年人跌倒风险评估工具

老年人跌倒风险评估工具见表 8-17。

表 8-17 老年人跌倒风险评估工具

老年人跌倒风险评估项目					
运动	权重	得分	睡眠状况	权重	得分
步态异常/假肢	3		多醒	1	
行走需要辅助设施	3		失眠	1	
行走需要别人帮助	3		梦游症	1	
跌倒史			用药史		
有跌倒史	2		新药	1	
因跌倒住院	3		心血管药	1	
精神状态不稳定			抗高血压药	1	

续表

老年人跌倒风险评估项目					
运动	权重	得分	睡眠状况	权重	得分
谵妄	3		镇静催眠药	1	
痴呆	3		戒断治疗	1	
兴奋/行为异常	2		抗糖尿病药	1	
意识恍惚	3		抗癫痫药	1	
自控能力			麻醉药	1	
大便/小便失禁	1		其他	1	
频率增加	1		相关病史		
保留导尿	1		神经科疾病	1	
感觉障碍			骨质疏松症	1	
视觉受损	1		骨折史	1	
听觉受损	1		低血压	1	
感觉性失语	1		药物/酒精戒断	1	
其他情况	1		缺氧症	1	
			年龄80岁及以上	3	
结果判定：低危，1~2分；中危，3~9分；高危，10分及以上。					

3. 老年人跌倒家居环境危险因素评估

老年人跌倒家居环境危险因素评估见表8-18。

表8-18 老年人跌倒家居环境危险因素评估表

序号	评估内容	评估方法	选项（是；否；无此内容）	
			第一次	第二次
地面和通道				
1	地毯或地垫平整，没有褶皱或边缘卷曲	观察		
2	过道上无杂物堆放	观察（室内过道无物品摆放，或摆放物品不影响通行）		
3	室内使用防滑地砖	观察		
4	未养猫或狗	询问（家庭内未饲养猫、狗等动物）		

续表

序号	评估内容	评估方法	选项（是；否；无此内容）	
			第一次	第二次
客厅				
1	室内照明充足	测试、询问（以室内所有老年人根据能否看清物品的表述为主，有眼病者除外）		
2	取物不需要使用梯子或凳子	询问（老年人近一年内未使用过梯子或凳子攀高取物）		
3	沙发高度和软硬度适合起身	测试、询问（以室内所有老年人容易坐下和起身作为参考）		
4	常用的椅子有扶手	观察（观察老年人习惯用椅）		
卧室				
1	使用双控照明开关	观察		
2	躺在床上不用下床也能开关灯	观察		
3	床边没有杂物影响上下床	观察		
4	床头装有电话	观察（老年人躺在床上也能接打电话）		
厨房				
1	排风扇和窗户的通风功能良好	观察、测试		
2	不用攀高或不改变体位可取用常用厨房用具	观察		
3	厨房内有电话	观察		
卫生间				
1	地面平整，排水通畅	观察、询问（地面排水通畅，不会存有积水）		
2	不设门槛，内外地面处在同一水平面	观察		
3	马桶旁有扶手	观察		
4	浴缸/淋浴房使用防滑垫	观察		
5	浴缸/淋浴房旁有扶手	观察		
6	洗漱用品可轻易取用	观察（不改变体位，直接取用）		

注：本表不适于对农村家居环境的评估。

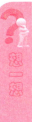

案例中的李大爷住在一个老旧小区的6层，楼中无电梯。李大爷家的室内装修较陈旧，光线明亮，铺设了光滑的地砖；过道及阳台堆满杂物；卧室中未使用双控照明开关；厨房通风良好，常用厨房用具摆放高度合适；卫生间无门槛、无防滑垫、马桶旁无扶手，洗漱用品放在可轻易取用的位置。

请使用Morse跌倒风险评估量表或老年人跌倒风险评估工具对李大爷进行评估，确定危险等级，并对李大爷的家居环境进行评估，找出其中的危险因素。

五、照护要点

（一）预防

跌倒是可预防的，可先采用各种跌倒风险评估工具对老年人进行评估，再根据评估结果采取相应的干预措施，降低老年人跌倒的发生率，降低老年人因跌倒而受到损伤的程度，跌倒干预流程如图8-2所示。跌倒风险干预措施见表8-19。

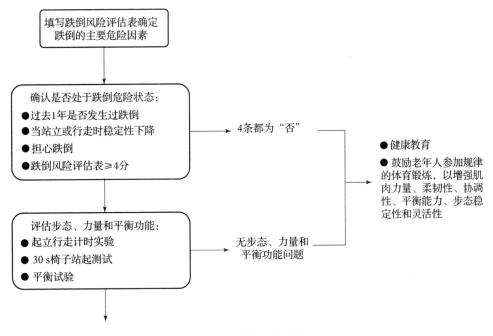

图8-2 跌倒干预流程

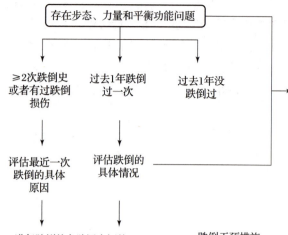

图 8-2 跌倒干预流程（续）

表 8-19 跌倒风险干预措施

干预措施
低危：
熟悉生活环境
调整常用药物
调整床的高度，便于起坐
必要时配备紧急呼叫器，并掌握正确使用方法
将手杖等辅助设施放在触手可及之处
进行评估，看是否需要使用助行设施
穿防滑功能鞋具
改善环境因素，降低跌倒风险
家属与照料者教育
进行适当的功能训练
中危：
告知老年人及照护者，进行任何活动时都需要有人帮助，不能独立活动
老年人所需物品应放在触手可及的地方
应该提高对老年人的监护级别
老年人应在康复治疗师等的指导下进行适当的功能训练

续表

干预措施
高危： 　　必须使用夜间辅助照明设施 　　必须使用助行设施 　　对老年人生活环境进行更高要求的改善 　　照护者必须就老年人跌倒危险因素进行讨论 　　勿让老年人单独坐在没有保护措施的椅子上 　　勿让老年人单独停留在卫生间内 　　必须随时有人照看老年人 　　必要时可对老年人进行行为的限制或束缚 　　一切训练应在康复治疗师的指导下进行

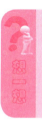

1. 案例中的李大爷该如何预防再次跌倒，具体干预措施有哪些？
2. 针对李大爷的居家环境提出个性化整改意见。

（二）应急处理

1. 跌倒自救

此方法适用跌倒后神志清楚、身体各部位活动无障碍的老年人。在自救过程中，跌倒老年人原地休息时应取身边的衣物、床单覆盖身体注意保暖。跌倒者自行站立后均应联系家人或照顾者到医院诊治。

2. 现场救治

（1）发现老年人跌倒后，先不要随意搬动其身体，评估其意识和全身情况后再进行处理。

（2）如跌倒的老年人出现头痛、昏迷、呼之不应、口眼歪斜、手脚无力、对答不切题等应迅速拨打急救电话将其送至医院。

（3）如跌倒的老年人神志清楚、对答切题，让其按要求活动四肢观察有无疼痛、关节异常、骨折等情况，如无异常可缓慢扶起使用轮椅或平车送至医院检查。

（4）如跌倒的老年人存在外伤、出血，应为其止血并包扎后立即送至医院治疗，如有软组织损伤，在创伤发生的 12 h 内用冰袋冷敷患处，24 h 后可适当选择热疗，如红外线照射治疗。

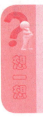

案例中的李大爷发生跌倒后该如何进行应急处理?

学中做

三人为一个小组,一位扮演李大爷,另一位扮演家属,还一位扮演居家照护者,开展情境演示。
- 正确使用各种评估量表。
- 通过评估找出李大爷发生跌倒的原因和居家环境危险因素。
- 为李大爷制定个性化照护计划和居家环境改造计划。
- 居家照护者和家属进行有效沟通,指导其进行居家环境改造。
- 演示结束后,小组成员反思在扮演过程中是否存在不足之处和需要改进的方面,通过反复练习掌握跌倒预防与应急处理知识,展现居家护理服务真实场景。

任务五 安全用药问题

学习园地

王奶奶,70岁,确诊糖尿病5年,日常口服二甲双胍片降血糖,平时服药不规律,偶尔自行加大或减少剂量。近1个月出现视物模糊、胃胀、上腹部疼痛症状。
1. 王奶奶可能出现了什么情况?
2. 王奶奶出现该情况的主要原因是什么?
3. 对王奶奶应采取哪些干预措施?

一、概述

随着年龄的增长,老年人的各种器官和组织结构以及生理功能逐渐出现退行性改变,机体对药物的吸收、分布、代谢和排泄能力下降，影响了药物的疗效，且易出现不良反应。此外，老年人常身患多种疾病，在治疗中应用的药物品种也较多，而且发生药物不良反应的概率相应增高。因此，了解老年人的药物代谢特点，观察老年人对药物的反应，正确指导老年人安全用药是老年照护工作的主要职责之一。

二、老年人用药特点

（一）老年人药物代谢动力学特点

药物代谢动力学简称药动学，是一种研究机体对药物处置的科学，即研究药物在体内的吸收、分布、代谢和排泄过程及药物浓度随时间变化规律的科学。由于老年人各器官的生理功能发生了改变，因此药代谢动力学特点也随之发生改变。

1. 药物的吸收

药物的吸收是指药物从给药部位转运至血液的过程。大多数药物通过口服给药，经胃肠道吸收后进入血液循环，到达靶器官而发挥效应。因此，胃肠道环境或功能的改变可能对药物的吸收产生影响。影响老年人胃肠道药物吸收的因素有以下几点。

（1）胃酸分泌减少导致胃液的 pH 值升高。
（2）胃排空速度降低。
（3）老年人活动减少，肠蠕动变慢。
（4）胃肠道和肝血流减少。

2. 药物的分布

药物的分布是指药物吸收进入体循环后向各组织器官及体液转运的过程。药物的分布不仅与其在人体中的储存、蓄积及清除情况有关，而且也会影响药物的效果。影响老年人药物在体内分布的主要原因如下。

（1）机体组织成分改变。
（2）血浆白蛋白含量减少。
（3）器官血流量减少。
（4）老年人血–脑屏障的通透性增高。

3. 药物的代谢

药物的代谢是指药物在体内发生的化学变化，又称为生物转化。肝是药物代谢的主要器官，大多数药物经肝药酶的催化，促使药物生物转化。老年人的肝血流量和细胞量比正常成年人降低 40%～65%。肝药酶合成减少，活性减弱，因此药物代谢速度降低，半衰期延长，药物作用增强。因此，老年人应用主要经肝代谢的药物时，应注意减量或延长药物使用的间隔时间，特别是已出现肝功能减退状况的老年人，用药时更应注意用药剂量和给药间隔时间。

4. 药物的排泄

肾是大多数药物排泄所用的重要器官。老年人随着年龄的增长，肾功能减退，包括肾小球滤过率降低、肾血流量减少、肾小管的主动分泌功能和重吸收功能降低。这些因素均可导致主要由肾以原形排出体外的药物蓄积，表现为药物排泄时间延长，清除率降低，血药浓度增高或半衰期延长而出现蓄积性中毒。因此老年人用药更应小心，最好能监测血药浓度。

(二) 老年人药物效应动力学特点

药物效应动力学简称药效学，是研究药物效应及其作用机制以及药物剂量与效应之间规律的科学。老年人药效的改变是指机体效应器官对药物的反应随年龄增长而发生的改变。

1. 对药物的敏感性发生改变

老年人对大多数药物的敏感性增高，对少数药物的敏感性降低。老化对药物效应的影响见表8-20。

表8-20　老化对药物效应的影响

药物类别	药物名称	作用	老化的影响
镇痛药	吗啡	紧急止痛	↑
	喷他佐辛	止痛	↑
镇静催眠药	地西泮	镇静	↑↑
	替马西泮	镇静	↑
	苯海拉明	抗过敏、镇静	-
抗精神失常药	氟哌啶醇	紧急镇静	↓
心血管药	肌苷	为心脏提供营养	-
	血管紧张素Ⅱ	升高血压	↑
	非洛地平	降低高血压	↑
	维拉帕米	紧急抗高血压	↑
	依那普利	紧急抗高血压	↑
	多巴胺	增强心脏收缩力	↑
	地尔硫卓	紧急抗高血压	↑
	普萘洛尔	降低心脏收缩力	↓
	硝酸甘油	扩张血管	-
	异丙肾上腺素	抗心律失常	↓

续表

药物类别	药物名称	作用	老化的影响
支气管扩张药	沙丁胺醇	扩张支气管	↑
	异丙托溴铵	扩张支气管	↓
利尿药	布美他尼	扩张血管，增加血流量	↓
	呋塞米	扩张肾血管，增加血流量	↓
抗凝血药	华法林	抑制肝细胞中凝血因子的合成	↓
	肝素	抗凝血、调节血脂	—
口服降血糖药	格列本脲	长期降血糖	—
	甲苯磺丁脲	紧急降血糖	↓
其他	阿托品	胃排空量减少	—
	甲氧氯普胺	镇静	—

2. 对药物的耐受性降低

（1）对多药合用的耐受性明显下降。
（2）对易引起缺氧的药物的耐受性差。
（3）对排泄慢或易引起电解质失调的药物的耐受性下降。
（4）对肝脏有损害的药物耐受性下降。
（5）对胰岛素和葡萄糖的耐受力降低。

三、老年人常见药物不良反应及其发生原因

（一）常见药物不良反应

药物不良反应是指在常规剂量情况下，由于药物或药物相互作用而发生与防治无关的、不利或有害的反应，老年人常见药物不良反应有以下几种。

（1）精神症状。
（2）体位性低血压。
（3）耳毒性。
（4）尿潴留。
（5）药物中毒。

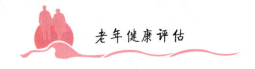

(二) 发生原因

（1）同时接受多种药物治疗。

（2）药动学和药效学改变。

（3）滥用非处方药。

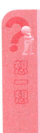

案例中的王奶奶认为"是药三分毒"，能不吃尽量不吃，平时只有血糖高时才吃药控制，服药剂量和服药时间均不定。

1. 导致王奶奶发生药物不良反应的原因是什么？
2. 王奶奶除出现药物不良反应外，还发生了什么事情？

四、老年人用药原则

合理用药是指根据疾病种类、患者状况和药理学理论选择最佳的药物及其制剂，制定或调整给药方案，以期有效、安全、经济地防治和治愈的措施。老年人用药必须根据其生理和疾病特点、用药指征及药物不良反应，权衡利弊，确保效益，以避免不良反应的发生。老年人用药应遵循以下原则。

1. 受益原则

老年人用药必须权衡利弊，根据病情和药物性能合理选择药物品种与给药方法，以确保用药对老年人有益，并注意药物的相互作用与禁忌证。

2. 五种药原则

老年人常同时服用多种药物，发生毒性反应和副作用可能性大，故不宜品种过多，若需联合用药，以不超过五种为好，最多不超过五种。

3. 小剂量原则

老年人除了维生素、微量元素、消化酶类药等可用成人用药剂量外，其他药物应低于成人剂量。老年人用药剂量为成人用药剂量的1/4，一般开始用成人用药剂量的1/4～1/2，然后根据临床反应调整用药剂量，直至达到满意疗效且未发生药物不良反应。

4. 择时原则

根据时间生物学和时间药理学的原理，选择最合适的用药时间进行治疗，以提高疗效和减少毒性反应和副作用。

5. 暂停用药原则

老年人用药期间，家属和照护人员应密切观察，一旦发生任何新症状都应考虑不良反应或病情出现了进展，马上暂停用药，然后根据病情选择停药或加药。

五、老年人安全用药照护

(一) 定期评估老年人用药情况

1. 用药史

建立完整的用药记录,包括既往和现在用药记录、药物过敏史、引起不良反应的药物,以及老年人对药物的了解情况。

2. 服药能力和作息时间

服药能力和作息时间通过评估老年人的理解力、记忆力、阅读能力、视力、听力、吞咽能力、口腔状态、手足功能以及进食时间、饮食种类、饮食习惯是否有规律加以确定。

3. 各器官的老化程度

全面了解老年人各器官的功能情况,观察老化程度再确定用药方案。

4. 心理、社会状况

评估老年人的文化程度、经济状况等,对目前治疗方案的了解、认识程度和对药物有无依赖、恐惧等心理。

5. 常用评估量表

常用评估量表是 Morisky 用药依从性问卷(MMAS-8),见表 8-21。

表 8-21　Morisky 用药依从性问卷

(1) 您是否有时忘记服药?	□是	□否
(2) 在过去的 2 周内,您是否有一天或几天忘记服药?	□是	□否
(3) 治疗期间,当您觉得症状加重或出现其他症状时,您是否未告知医生而自行减少药量或停止服药?	□是	□否
(4) 当您外出旅行或长时间离家时,您是否有时忘记随身携带药物?	□是	□否
(5) 昨天您服药了吗?	□是	□否
(6) 当您觉得自己的肿瘤已经得到控制时,您是否停止过服药?	□是	□否
(7) 您是否觉得坚持治疗计划有困难?	□是	□否
(8) 您觉得要记住按时按量服药很难吗? □从不　　□偶尔　　□有时　　□经常　　□所有时间		

备注:第(1)~(7)题选择"是"记 0 分,选择"否"记 1 分;第(5)题反向计分;第(8)题备选答案为"从不"记 1 分,"偶尔"记 0.75 分,"有时"记 0.50 分,"经常"记 0.25 分,"所有时间"记 0 分,满分为 8 分,<6 分为依从性差,6~8 分为依从性中等,8 分为依从性好。

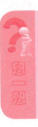

对王奶奶的服药依从性进行评估。

(二) 密切观察和预防药物不良反应

(1) 密切观察药物的副作用。
(2) 注意观察药物的矛盾反应。
(3) 从小剂量开始用药。
(4) 选用便于老年人服用的剂型。
(5) 规定合适的用药时间和用药间隔。
(6) 其他预防药物不良反应的措施。

(三) 提高老年人的服药依从性

(1) 加强用药管理。
(2) 开展健康教育。
(3) 建立合作的照护关系。
(4) 增加治疗措施。
(5) 正确保管药物。

(四) 加强用药的健康指导

(1) 加强老年人用药的解释工作。
(2) 鼓励老年人首选非药物治疗方案。
(3) 指导老年人不随意购买和服用药物。
(4) 加强对照护者的安全用药教育。

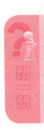

如何提高王奶奶的服药依从性？

学中做

两人为一个小组,一位扮演王奶奶,另一位扮演居家照护者,开展情境演示。
- 分析王奶奶发生药物不良反应及并发症的原因。
- 制定个性化照护计划。
- 居家照护者和王奶奶共同探讨提高服药依从性和预防并发症的方法。
- 演示结束后,小组成员反思在扮演过程中是否存在不足之处和需要改进的地方,通过反复练习掌握老年人安全用药知识,展现居家护理服务真实场景。

项目九　综合案例评估

【知识目标】

◇ 了解照护评估的含义与目的。
◇ 掌握照护评估的内容、方法和技巧。
◇ 知道照护评估表的设计原理和使用方法。

【能力目标】

◇ 能够运用照护评估流程表完成评估过程中的各项工作。
◇ 能够根据老年人健康评估结果对其进行个性化照护方案的设计。
◇ 能够为老年人建立健康档案。

【素质目标】

◇ 理解照护前对老年人进行健康评估的意义。
◇ 理解个性化照护方案需建立在健康评估的基础上。

任务一 养老机构案例评估

学习园地

徐奶奶，76岁，高中文化，退休工人。育有一子，公务员（机关某部门中层管理者）。儿子因工作繁忙，平日里与母亲的沟通较少。徐奶奶有高血压病史10余年，需常规口服抗高血压药物并定期监测血压。3个月前，徐奶奶突发脑卒中，送院抢救。病情稳定后，其家属将老年人转往养老机构照料。目前老年人生命体征平稳，食欲尚可，左侧肢体偏瘫，语言表达不清，吃饭、穿衣、上下床、上厕所等大部分日常生活均需要他人协助。因健康状况变化突然，生活不能自理，徐奶奶无法接受现实，脾气较为急躁，有时会失眠。

作为机构照护者，请你：

1. 对徐奶奶进行评估，确定护理等级，提出她存在的主要健康问题，并制定个性化照护方案及健康恢复与促进计划。
2. 你认为徐奶奶入住养老机构的依据是什么？

知识拓展

健康评估是养老院、日间照料中心、居家照护等机构为老年人提供照护服务前的必要工作内容。先经过主观询问与客观检查，然后进行客观评估，为制定健康干预措施与个性化照护方案提供科学依据，也为确定照护服务价值重要的参考依据。评估流程一般分为初步评估、照护等级评估、个案具体情况评估三部分。其中，初步评估主要目的在于收集老年人基本信息，照护等级评估为照护计划设计与收费提供依据。老年人的照护等级确认后需要进行进一步个案评估，如对老年人具体身体功能、精神认知状态、照护风险等进行评估，并以此作为个性化照护方案设计的重要参考内容。

个性化照护方案是照护者的工作内容与基础，在此基础上实施日常照护。与此同时，照护者需做好老年人照护记录，并提供定期再评估服务，根据再评估结果对个性化照护方案进行调整，提供更加优化、更加具有针对性的照护服务，形成老年人照护服务闭环。

一、初步评估

（一）初步评估的目的

初步评估是指老年人及其亲属提出需要机构照护服务后，工作人员第一时间通过电话、视频或上门等多种途径进行的针对老年人基本情况的评估。初步评估的目的除了获取老年人信息外，更多的是评估老年人身体基本情况和是否适合提供机构照护活动，还有评估老年人所在家庭的支付能力，在此基础上初步了解老年人所需服务内容，为后续沟通与服务工作提供参考。

（二）初步评估的内容

初步评估内容包括收集客户基本信息、基本健康状况、家庭成员信息、家庭关系、爱好兴趣、社交情况等。以下为徐奶奶的初次评估内容。

1. 老年人基本信息收集

老年人基本信息表见表9-1。

表9-1　老年人基本信息表

姓名	徐奶奶	性别	□男　☑女	血型	☑A型　□B型 □O型　□AB型	老年人近期照片	
出生日期	1944年8月10日	国籍	中国	籍贯	广东省		
身份证号	44010519440810××××						
户籍地址	广州市海珠区昌岗中××号						
担保人姓名	洪强	电话	手机：13660××××× 家庭：6823×××× 单位：841×××××	关系	母子	单位	机关
				年龄	45	职务	科长
第一紧急联系人	洪强	电话	手机：13660××××× 家庭：6823×××× 单位：841×××××	关系	母子	单位	机关
				年龄	45	职务	科长
第二紧急联系人	蒋月	电话	手机：13660××××× 家庭：6823×××× 单位：841×××××	关系	媳妇	单位	中学
				年龄	43	职务	教师
文化程度	1.□研究生以上　2.□大学本科　3.□大学专科　4.□中高职　5.☑初中　6.□小学 7.□认字但未曾上学　8.□文盲　9.□其他＿＿＿＿＿＿＿＿＿＿						

续表

职　业	1. □国家机关、党群组织、企业、事业单位负责人　2. □专业技术人员　3. ☑商业、服务业人员 4. □农、林牧、渔、水利业生产人员　5. □生产、运输设备操作人员及有关人员　6. □军人 7. □不便分类的其他从业人员
婚姻状况	1. □未婚　2. □已婚　3. ☑丧偶　4. □离婚　5. □未说明的婚姻状况
宗教信仰	1. ☑无　2. □其他_____
原居住状况	1. ☑独居　2. □仅与配偶同住　3. □与家人或亲友同住（关系）_____ 4. □住在养老机构_____　5. □其他_____
主要照顾者	1. □配偶　2. ☑儿子　3. □女儿　4. □媳妇　5. □亲戚　6. □朋友　7. □聘用照护人员 8. □其他_____
经济来源	1. ☑本人　2. □配偶　3. ☑子女，关系_____　4. □亲友，关系_____ 5. □政府补助_____　6. □其他_____
平均月收入 （主要经济来源）	1. ☑4 000元以下　2. □4 000~6 000元　3. □6 000~8 000元 4. □8 000~10 000元　5. □10 000元以上
医疗费用 支付方式	1. ☑城镇职工基本医疗保险　2. □城镇居民基本医疗保险　3. □新型农村合作医疗 4. □贫困救助　5. □商业医疗保险　6. □全公费　7. □全自费　8. □其他_____
入住原因	☑1. 独居　　　　　　　　　　　　　□2. 与家人同住，但白天无人照顾 □3. 原与家人（　　　）同住，但家人现在没时间照顾 ☑4. 不想增加子女负担　　　　　　　□5. 自我生涯（退休）规划 □6. 喜爱本中心环境，希望来中心静养　□7. 公费安置 □8. 短期托养，原因_____ □9. 希望扩大生活圈，添加生活乐趣　☑10. 因疾病而需要来机构接受专业照顾 □11. 其他_____
入住者意愿	1. □高　2. ☑普通　3. □低　4. 抵抗□，原因_____ 5. □其他_____
家庭或社 支持系统	1. ☑有 支持者 洪强 关系母子 以前来往频率__4__次/月，互动关系__良好__ 支持者__蒋月__ 关系 __儿媳__ 以前来往频率__2__次/月，互动关系__一般__ 2. □无
入住者生活习惯以及 病史和身体状况	老年人入住前独居，有高血压病史，现服用药物控制血压，生活能自理，3个月前因脑卒中，左侧偏瘫，生活自理能力差，言语不清，脾气较急躁
本人和家属的期望	选择有医疗康复配套设施的养老机构居住，以恢复行动能力

2. 兴趣与爱好评估

兴趣与爱好评估表见表9-2。

表9-2　兴趣与爱好评估表

1. 有哪些兴趣与爱好：看书、阅读、唱歌、打麻将
2. 对于哪些节日习俗特别重视：春节、中秋节
3. 具有哪些才艺（如书画、舞蹈、音乐）：烹饪
4. 喜欢的物品：围巾
5. 喜欢的颜色：紫色

3. 社交生活情况评估

社交生活情况评估表见表9-3。

表9-3　社交生活情况评估表

1. 经常与哪些朋友联系：邻居、退休工友
2. 经常主动探视的朋友：邻居、退休工友

健康评估是一个不断的、循序渐进收集真实有效信息的过程，初步评估收集到的信息可以根据机构自身情况进行设计，最终需要通过初步收集的信息来评估老年人基本健康情况来确定是否适合入住养老机构（如排除精神疾病、传染性疾病等），大致判断出如果入住机构，综合考虑老年人的身体健康情况与家庭的支付能力，以及能够接受的服务内容，以方便后期沟通。

（三）初步评估结果

参照老年人健康初步评估的目的，现对徐奶奶初步评估进行如下总结：徐奶奶家庭关系良好，家人为政府工作人员与教师，自身有退休金且有基本的医疗保险，支付能力良好。本人自我入住意愿为"普通"，社会支持关系良好，有一定的爱好，心理健康状况良好，后期照护难度不会太大。身体功能情况面临较多问题，无法自主生活生活，后期需要的生活照护与医疗照护服务较多，对于机构而言，属于可开发客户。

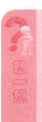

1. 请概括老年人健康初步评估的主要内容。

2. 请挑出几项初步评估内容，在小组内展开讨论为什么要设置该评估内容？提出你认为初步评估中最重要的5个内容。

3. 小组成员合作设计一份老年人健康初步评估内容框架。

二、照护需求等级评定

照护需求等级评定是指照护机构与老年人就服务已达成初步意向，此时需要机构对老年人身体情况进行全面的评估，以此为依据确定照护等级与收费标准，并为后续个性化照护计划的设计提供基本依据，最终就照护计划与收费与监护人达成书面上共识。本案例评估内容参考《老年人能力评估》（MZ/T 039—2013），评估内容共包含日常生活活动能力评估、精神状况评估、感知觉与沟通能力评估、社会参与四方面内容（各机构可以按照自身服务内容或针对住户群体进行其他设计，不局限于以下四部分的评估内容）。

（一）评估对象基本信息

初次评估时已经对老年人的基本信息进行过收集与整理，但是由于初次评估信息采集方式不固定（电话、视频或上门等），且没有老年人自己与担保人的认证，因此需要重新进一步进行信息收集。此外老年人身体健康评估作为机构照护的重要存档资料，应该包含老年人基本信息资料表，所以照护等级评估过程中还应该现场与老年人及家属再一次确认基本信息，最终签字留档。具体信息收集表内容请见表9-4，各机构也可以根据自身特点设计其他内容。

表9-4 住户基本信息表

姓名	徐××	
性别	□男　☑女	小一寸彩照 （近3个月内）
民族	☑汉族　□少数民族_____	
出生日期	1944年8月10日	
籍贯	___广东省___省___广州___市	
身份证号	44010519440810 ××××	
婚姻状况	□未婚　□已婚　☑丧偶　□离异	
居住情况	□独居　□与配偶/伴侣居住　□与子女居住　□与父母居住 □与配偶和子女居住　□与兄弟姐妹居住　□与其他亲戚居住 □与非亲戚关系的人居住　☑养老机构	
文化程度	□文盲　□小学　☑初中　□高中　□技校　□职高　□中专　□大专　□本科 □硕士（及以上）　□不详	
宗教信仰	☑无　□有_____	
职业类别	□政府机关　□事业单位人员　☑企业职工　□个体户　□自由职业　□无业	
收入来源	□机关事业单位离退休金　☑城乡居民养老保险　□供养人员补贴 □低保金　□子女抚养/补贴　□亲友资助　□其他	

续表

医疗类别	□公费医疗 ☑职工医保 □居民医保 □商业医疗保险 □自费 □其他
子女状况	☑有子女（1个儿子） □无子女
住房性质	☑自有产权住房 □租赁住房 □借住 □廉租房 □公租房 □其他
信息采集渠道	☑本人 ☑家属 ☑病例 ☑医生的诊断 □健康档案 □其他
参与评估人员	☑本人 ☑子女 □亲属 □朋友 □居委会工作人员 □其他

（二）能力评估

1. 日常生活活动能力评估

日常生活活动评估是指对于老年人基本生活能力的评估，个体为了独立生活而每天必须反复进行的、最基本的、具有共同性的身体动作群，即进行衣、食、住、行、个人卫生等日常活动的基本动作和技巧。评估内容共分为进食能力、自身清洁能力、排泄控制能力、行走能力4方面共10项内容，具体内容见表9-5。

表9-5 日常生活活动能力评估表

项目	得分	评估内容
进食：指用餐具将食物由容器送到口中、咀嚼、吞咽等过程	5分	□ 10分，可独立进食（在合理的时间内独立进食准备好的食物）
		☑ 5分，需部分帮助（进食过程中需要一定帮助，如协助把持餐具）
		□ 0分，需全程有人帮助或完全依赖他人，或有留置营养管
洗澡	0分	□ 5分，准备好洗澡水后，可独立完成洗澡过程
		☑ 0分，在洗澡过程中需要他人帮助
修饰：洗脸、刷牙、梳头、刮脸等	5分	☑ 5分，可独立完成
		□ 0分，需要他人帮助
穿衣：穿脱衣服、系扣、拉拉链、穿脱鞋袜、系鞋带	0分	□ 10分，可独立完成
		□ 5分，需部分帮助（能自己穿脱衣物，但需要他人帮助穿脱衣物、系扣、拉拉链）
		☑ 0分，需全程有人帮助或完全依赖他人
大便控制	5分	□ 10分，可控制大便
		☑ 5分，偶尔失控（每周<1次），或需要他人提示
		□ 0分，完全失控
小便控制	5分	□ 10分，可控制小便
		☑ 5分，偶尔失控（每天<1次，但每周>1次），或需要他人提示
		□ 0分，完全失控

续表

上厕所：包括进出厕所、解开衣裤、擦净、整理衣裤、冲水	0 分	□ 10 分，可独立完成 □ 5 分，需部分帮助（需他人搀扶去厕所、需他人帮助冲水或整理衣裤等） ☑ 0 分，需极大帮助或完全依赖他人
床椅转移	5 分	□ 15 分，可独立完成 □ 10 分，需部分帮助（需他人搀扶或使用拐杖） ☑ 5 分，需极大帮助（较大程度上依赖他人搀扶或帮助） □ 0 分，完全依赖他人
平地行走	5 分	□ 15 分，可独立在平地上行走 45 m □ 10 分，需要部分帮助（因肢体残疾、平衡能力差、过度衰弱、视力等问题，在一定程度上需他人地搀扶或使用拐杖，助步器等辅助用具） ☑ 5 分，需极大帮助（因肢体残疾、平衡能力差、过度衰弱、视力等问题，在一定程度上需他人地搀扶，或坐在轮椅上自行移动） □ 0 分，完全依赖他人
上下楼梯	0 分	□ 10 分，可独立上下楼梯（连续上下 10~15 个台阶） □ 5 分，需要部分帮助（需他人搀扶，或扶着楼梯、使用拐杖等） ☑ 0 分，需要全程有人帮助或完全依赖他人
日常生活活动总分	30 分	上述 10 个项目得分之和
日常生活活动分级	3 级	□ 0 能力完好：总分 100 分 □ 1 轻度受损：总分 65~95 分 □ 2 中度受损：总分 45~60 分 ☑ 3 重度受损：总分≤40 分

2. 精神状况评估

精神状况评估是指对于老年人在认知功能、行为、情绪等方面的外在表现的评估，内容共分为认知功能评估、攻击行为评估、抑郁症状评估 3 个方面。通过对 3 个二级指标的评定，将其得分相加得到总分。总分划分为能力完好、轻度受损、中度受损、重度受损 4 个等级，具体内容见表 9-6。

表 9-6 精神状况评估表

认知功能	测试	"我说 3 样东西，请重复一遍并记住，一会儿问您"：苹果、手表、国旗
		（1）画钟测试："请您在这里画一个圆形的时钟，在时钟上标出 10 点 45 分"
		（2）回忆词语："现在请您告诉我，刚才我要您记住的 3 样东西是什么？" 答：_____、_____、_____（不必按顺序）

续表

认知功能	0 分	☑ 0 分，画钟正确（画出一个闭锁圆，指针位置准确），且能回忆出 2~3 个词
		☐ 1 分，画钟错误（画出的圆不闭锁，或指针位置不准确），或只能回忆出 0~1 个词
		☐ 2 分，已确诊为认知障碍
攻击行为	0 分	☑ 0 分，无身体攻击行为（如打/踢/推/咬/抓/摔东西）和语言攻击行为（如骂人、语言威胁、尖叫）
		☐ 1 分，每月有几次身体攻击行为，或每周有几次语言攻击行为
		☐ 2 分，每周有几次身体攻击行为，或每天有语言攻击行为
抑郁症状	0 分	☑ 0 分，无
		☐ 1 分，情绪低落、不爱说话、不爱梳洗、不爱活动
		☐ 2 分，有自杀念头或自杀行为
精神状况总分	0 分	上述 3 个项目得分之和
精神状况分级	0 级	☑ 0 能力完好：总分为 0 分 ☐ 1 轻度受损：总分为 1 分 ☐ 2 中度受损：总分为 2~3 分 ☐ 3 重度受损：总分为 4~6 分

3. 感知觉与沟通评估

感知觉与沟通能力评估是对老年人在意识水平、视力、听力、沟通交流等方面的主观条件的评估。它共分为能力完好、轻度受损、中度受损、重度受损四个等级，得分越高则对应评估等级越高。在日常的照护服务中，老年人的感知觉与沟通能力如果受损，将会给照护工作带来很多困难，因此感知觉与沟通评估是老年人照护等级确定评估中的重要内容，具体内容见表 9-7。

表 9-7 感知觉与沟通能力评估表

意识水平	0 分	☑ 0 分，神志清醒，对周围环境警觉
		☐ 1 分，嗜睡，表现为睡眠状态过度延长。当呼唤或推动其肢体时可唤醒，并能进行正确的交谈或执行命令，当刺激停止后又继续入睡
		☐ 2 分，昏睡，一般的外界刺激不能使其觉醒，给予较强烈的刺激时可有短时的意识清醒，醒后可简短回答别人的提问，当刺激减弱后又很快进入睡眠状态
		☐ 3 分，昏迷，处于浅昏迷时对疼痛刺激有回避和痛苦表情；处于深昏迷时对刺激没有反应（若评定为昏迷，直接评定为重度失能，可不进行以下项目的评估）

续表

视力: 若平时佩戴老花镜或近视镜,应在佩戴眼镜的情况下评估	1分	☐ 0分,能看清书报上的标准字体 ☑ 1分,能看清楚大字体,但看不清书报上的标准字体 ☐ 2分,视力有限,看不清报纸大标题,但能辨认物体 ☐ 3分,辨认物体有困难,但眼睛能跟随物体移动,只能看到光、颜色和形状 ☐ 4分,没有视力,眼睛不能跟随物体移动
听力: 若平时佩戴助听器,应在佩戴助听器的情况下评估	0分	☑ 0分,可正常交谈,能听到电视、电话、门铃的声音 ☐ 1分,在轻声说话或说话距离超过2 m时听不清 ☐ 2分,正常交流有些困难,需在安静的环境或大声说话才能听到 ☐ 3分,讲话者大声说话或说话很慢,才能部分听见 ☐ 4分,完全听不见
沟通交流: 包括非语言沟通	1分	☐ 0分,无困难,能与他人正常沟通和交流 ☑ 1分,能表达自己的需要及理解别人的话,但需要增加时间或给予帮助 ☐ 2分,表达需要或理解有困难,需要频繁重复或简化口头表达 ☐ 3分,不能表达需要或理解他人的话
感知觉与沟通分级	1级	☐ 0,能力完好:意识清醒,且视力和听力评为0或1,沟通为0 ☑ 1,轻度受损:意识清醒,但视力和听力中至少一项评为2,或沟通评为1 ☐ 2,中度受损:意识清醒,但视力和听力中至少一项评为3,或沟通评为2,或嗜睡,视力或听力评定为3及以下,沟通评定为2及以下; ☐ 3重度受损:意识清醒或嗜睡,但视力或听力中至少一项评为4;或沟通评为3;或昏睡/昏迷

4. 社会参与评估

社会参与评估是指对老年人与周围人群和环境的联系与交流状况的评估,包含生活能力、工作能力、时间/空间定向能力、人物定向、社会交往能力5个二级指标的评定内容,见表9-8。

表9-8 社会参与能力评估表

生活能力	3分	☐ 0分,除个人生活自理外(如饮食、洗漱、穿戴、二便),能料理家务(如做饭、洗衣)或当家管理事务 ☐ 1分,除个人生活自理外,能做家务,但完成质量欠佳,家庭事务安排欠条理 ☐ 2分,个人生活能自理,只有在他人帮助下才能做一些家务,但完成质量不佳 ☑ 3分,个人基本生活事务自理(如饮食、二便),在他人的督促下能洗漱 ☐ 4分,个人基本生活事务(如饮食、二便)需要部分帮助或完全依赖他人的帮助

续表

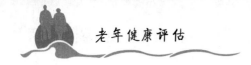

工作能力	2分	□ 0分，原来熟悉的脑力工作或体力技巧性工作可照常进行
		□ 1分，原来熟悉的脑力工作或体力技巧性工作能力有所下降
		☑ 2分，原来熟悉的脑力工作或体力技巧性工作明显不如以往，部分遗忘
		□ 3分，对熟悉工作只有一些片段保留，技能全部遗忘
		□ 4分，对以往的知识或技能全部磨灭
时间/空间定向	0分	☑ 0分，时间观念（年、月、日、时）清楚；可单独出远门，能很快掌握新环境的方位
		□ 1分，时间观念有所下降，年、月、日清楚，但有时相差几天；可单独来往于近街，知道现住地的名称和方位，但不知回家路线
		□ 2分，时间观念较差，年、月、日不清楚，可知上半年或下半年；只能单独在家附近活动，只知现住地的名称，不知方位
		□ 3分，时间观念很差，年、月、日不清楚，可知上午或下午；只能在左邻右舍间串门，不知现住地的名称和方位
		□ 4分，无时间观念；不能单独外出
人物定向	0分	☑ 0分，知道周围人们的关系，知道祖孙、叔伯、姑姨、侄子侄女等称谓的意义；可分辨陌生人的大致年龄和身份，可用适当称呼
		□ 1分，只知近亲的关系，不会分辨陌生人的大致年龄，不知如何称呼陌生人
		□ 2分，只能称呼家中人，或只能照样称呼，不知其关系，不辨辈分
		□ 3分，只认识常与自己同住的亲人，可称呼子女或孙子女，可辨熟人和生人
		□ 4分，只认识照护人，不辨熟人和生人
社会交往能力	3分	□ 0分，参与社会活动，在社会环境中有一定的适应能力，待人接物得体
		□ 1分，能适应单纯环境，主动接触人，初见面时难让人发现智力问题，不能理解隐喻语
		□ 2分，脱离社会，可被动接触人，不会主动接触人，谈话中有很多不适词句，容易上当受骗
		☑ 3分，勉强可与人交往，谈吐内容不清楚，表情不恰当
		□ 4分，难以与人接触
社会参与总分	8分	上述5个项目得分之和
社会参与分级	2级	0 能力完好：总分0~2分 1 轻度受损：总分3~7分 2 中度受损：总分8~13分 3 重度受损：总分14~20分

(三) 照护等级评估结果

1. 老年人能力等级判断标准

综合日常生活活动、精神状态、感知觉与沟通、社会参与这 4 个一级指标的分级，可以将老年人能力划分为 0 级（能力完好）、1 级（轻度失能）、2 级（中度失能）、3 级（重度失能），能力分级标准参见表 9-9。此外，老年人能力评估是基础性评估，只提供能力分级。当"精神状态"中认知功能评定为受损时，建议使用简易智能状态速检表进行专项评估。对于患有精神疾病的老年人，宜进一步进行专科评估，具体内容请见表 9-9。

表 9-9 老年人能力等级判断标准

能力等级	等级名称	等级标准
0	能力完好	日常生活活动、精神状况、感知觉与沟通分级均为 0，社会参与分级为 0 或 1
1	轻度失能	日常生活活动分级为 0，但精神状态、感知觉与沟通至少一项分级为 1 或 2，或社会参与的分级为 2； 或日常生活活动分级为 1，精神状态、感知觉与沟通、社会参与中至少有一项的分级为 0 或 1（建议照护比例为 1:4）
2	中度失能	日常生活活动分级为 1，但精神状态、感知觉与沟通、社会参与均为 2，或有一项为 3； 或日常生活活动分级为 2，且精神状态、感知觉与沟通、社会参与中有 1~2 项的分级为 1 或 2（建议照护比例为 1:2）
3	重度失能	日常活动的分级为 3； 或日常生活活动、精神状态、感知觉与沟通、社会参与分级均为 2； 或日常生活活动分级为 2，且精神状态、感知觉与沟通、社会参与中至少有一项分级为 3（建议专人照护）

注1：处于昏迷状态者，直接评定为重度失能；若意识转为清醒，则需重新评估。
注2：有以下情况之一者，在原有能力级别上提高一个级别：a. 有认知障碍/失智；b. 有精神疾病；c. 近 30 天发生过 2 次及以上跌倒、噎食、自杀、走失行为。

2. 评估结果

以表 9-9 为依据，最终确定徐奶奶的照护等级为 3，即重度失能。与家属达成书面协议后，照护等级评估流程就完成了，具体评估结果见表 9-10。

表 9-10 照护等级评估结果

评估结果	日常生活活动：3 级	精神状态：0 级
	感知觉与沟通：1 级	社会参与：2 级
等级变更条款	有认知障碍/痴呆、精神疾病者，在原有能力级别上提高一个等级； 近 30 天内发生 2 次及以上跌倒、噎食、自杀、走失者，在原有能力级别上提高一个等级； 处于昏迷状态者，直接评定为重度失能； 若初步等级确定为 3，则不考虑上述各情况对最终等级的影响，等级不再提高	
最终等级	□ 0 能力完好　□ 1 轻度失能　□ 2 中度失能　☑ 3 重度失能	

三、制定个性化照护方案

照护等级确定后，对老年人身体功能与精神情况、认知能力有了初步了解，但仅仅依靠照护等级评估结果来制定个性化照护方案仍然是不够的。为了更有针对性地制定照护方案，为老年人提供个性化照护服务与康复建议，需要对老年人进行细致化的个案健康评估与照护风险评估。

（一）个案健康评估

个案评估作为养老机构护理部的重要存档资料及个性化照护方案主要参考资料，需要详细了解记录老年人身体机能状况，主要内容分为生命体征、听力、沟通能力、表达能力、就医情形、疾病主要诊断、疾病稳定程度、药物服用情况、生活习惯、睡眠评估等多项内容，具体内容见表 9-11。

表 9-11 个案健康评估表

档案编号：　0011　　姓名：　徐××　　入住日期：　2019-7-20　　房号：　401 填表日期：　2019-7-20
（一）生命体征 1. 体温：　36.8　℃　2. 脉搏：　76　次/min　3. 呼吸：　20　次/min　4. 血压：　130/70　mmHg 5. 身高：　156　cm　6. 体重：　58　kg　7. 腰围：　34　cm　8. BMI：　23.8 9. 血型：　A　型　RH：□ +　□ -
（二）听力 1. 老年人是否使用助听器：□ 是　☑ 否 2. 听力状况：（若老年人戴助听器则以矫正听力评估）备注：（□ 两耳　□ 左耳　□ 右耳） 　　☑ 良好　□ 轻度听力障碍　□ 中度听力障碍在居家环境无安全隐患 　　□ 中度听力障碍在居家环境有安全隐患　□ 全聋　□ 无法评估 3. 听力方向：□ 正常　□ 重听（□ 两耳　□ 左耳　□ 右耳）　失聪（□ 两耳　□ 左耳　□ 右耳）

续表

（三）沟通能力
□良好　☑仅可表达简单句子　□仅可表达简单的词　□无法言语/言语无法令人理解/言语不具意义

（四）表达能力（方式）
☑语言（口语）　　□唇语　　☑肢体语言（比手画脚）　　□笔谈　　□其他

（五）就医情形
1. 就医类型：☑西医　□中医（医院：__广州医科大学第一附属医院__　科别：__神经内科__ 　　医生：__钱斌__）
2. CDR：__无__　失智症确诊医院：_____　MMSE：_____
3. 入住健康大检查：☑完成　□未完成 　　项目：☑大便常规检查　☑尿液常规检查　☑血液常规检查　☑血液生化检查　□血肿瘤指标　☑乙型肝炎 　　□梅毒（经本人同意）　□艾滋病（经本人同意）　☑胸部DR　□腹部　☑常规心电图　☑骨密度测定

（六）疾病主要诊断
1. 心血管系统：患病时间__2019-4-3__就诊医院：__广州医科大学第一附属医院__　□正常　☑高血压　☑卒中 　　□心脏病　□心律不齐　□心力衰竭　□其他_____
2. 神经精神系统：患病时间_____就诊医院_____☑正常　□帕金森病　□失智症 　　□抑郁症　□精神分裂症　□疾病　□其他_____
3. 呼吸系统：患病时间_____就诊医院_____☑正常　□慢性阻塞性肺疾病　□气喘 　　□肺炎　□肺结核　□其他_____
4. 消化系统：患病时间_____就诊医院_____☑正常　□消化性溃疡　□消化道出血 　　□肝炎　□肝硬化　□肝胆结石　□胰腺炎　□其他_____
5. 泌尿系统：患病时间_____就诊医院_____☑正常　□肾炎　□结石　□肾衰竭 　　□前列腺肥大　□其他_____
6. 肌肉骨髓系统：患病时间_____就诊医院_____☑正常　□骨折　□骨质疏松 　　□退化性关节炎　□类风湿性关节炎　□其他_____
7. 内分泌系统：患病时间_____就诊医院_____☑正常　□糖尿病 　　□甲状腺功能（□亢进　□低下）　□高尿酸　□其他_____
8. 其他：患病时间_____就诊医院_____□皮肤病　□白内障（□左眼　□右眼） 　　□青光眼（□左眼　□右眼）□恶性肿瘤　□其他_____

（七）上述疾病之稳定度（请以最不稳定的疾病回答）
□没有症状，不需再治疗　☑以目前的治疗，控制症状良好　□控制症状有困难，需要持续监测 □控制症状不佳，需要常调整治疗方案和监测剂量　□症状控制不住，有住院病史

（八）药物服用情形	目前固定服用药物	服用剂量	服用频率	服用途径	是否为医生处方药
1. 目前固定使用药物__3__种（含丸剂、液剂、针剂） 2. 服用药物过敏史 □有 ☑无_____	厄贝沙坦	0.15	每天一次，每次0.15	口服	☑是　□否
	肠溶阿司匹林	0.1	每天一次，每次0.1	口服	☑是　□否
	复方血栓通	2粒	每天三次，每次2粒	口服	☑是　□否

续表

（九）目前是否服用中药 ☑是（中医师处方：☐是 　　　　　　　　　　☑否） ☐否					☐是　☑否
（十）目前是否使用另类医疗 ☐有　☑无 ☐针刺　☐艾灸　☐刮痧 ☐拔罐　☐推拿　☐熏蒸 ☐其他					☐是　☑否

（十一）皮肤异常状况（可重复） 1. ☑无　2. ☐过度干燥有皮屑　3. ☐淤血　4. ☐有血疹　5. ☐清洁不佳　6. ☐其他_____

（十二）肌力（A）与关节活动度（B）	左上肢：A 2 B 2 右上肢：A 1 B 2 左下肢：A 2 B 2 右下肢：A 1 B 2 等级：1. 正常　2. 较差　3. 极差

（十三）抽烟习惯（可重复） 1. 现在是否抽烟：☐是（抽烟频率：_____支/日　烟龄：_____）☑否 2. 过去是否抽烟：☐是（抽烟频率：_____支/日　烟龄：_____）☑否
（十四）喝酒习惯 1. 现在是否喝酒：☐是（喝酒频率：_____次/月_____mL/次，种类：_____）☑否 2. 过去是否喝酒：☐是（喝酒频率：_____次/月_____mL/次，种类：_____）☑否
（十五）睡眠评估 1. 睡眠状态：（☐正常☐无法入睡）　☑入睡困难　☐常半夜起床　☐其他_____ 2. 是否服用安眠药：☐是（_____颗/次，_____次/周）☑否 3. 平常的整体睡眠习性：__因担心预后，难以入睡，有时失眠__
（十六）牙齿健康情况 ☐牙齿部分缺损但未装假牙　☐假牙有缺损或咬合不良　☐没有牙齿但也不装假牙　☐牙齿部分缺损但装假牙　☑ 牙齿没有任何缺损（假牙为☐固定☐活动）☐其他_____
（十七）口腔清洁能力 ☑老年人可独立自行清洁　☐部分需要工作人员协助清洁　☐完全需要工作人员照顾清洁
（十八）目前饮食状态 ☐一般饮食　☑软食　☐流质　☐其他_____　☐鼻饲

续表

(十九)是否存在食物过敏和忌口
1. 过敏：□有_____ ☑无_____
2. 忌口：□有_____ ☑无_____
(二十)情绪状态
□正常　□多话　☑焦虑　□淡漠不语　□激动　□谩骂　□攻击行为　□其他_____

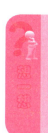

1. 在上述个案健康评估内容中，对于目前就诊的医院、科室，甚至是具体的医生都进行了调查，你认为是否有必要呢？
2. 小组谈论表9-11中关于就医情形中的"入住健康大检查"项目中，骨密度测定、传染性疾病检查对于机构收住老年人的重要意义？

（二）照护风险评估

1. 老年人营养不良风险评估

营养不良是一种不同程度的急性、亚急性或慢性的营养过剩或营养不足状态，会引起身体构成改变和功能下降。老年人营养不良可能会造成抑郁、感染、跌倒、骨折等不良后果，而对于养老机构照护来说，这些都是极易发生又不易处理的事故，对于老年人健康也是极具威胁力的影响因素。因此，打算入住机构的老年人需进行营养不良风险评估，具体内容见表9-12。

表9-12　营养不良风险评估

基本情况						
姓名	徐奶奶	年龄	76岁	性别	女	
身高	1.56 m	体重	58 kg	BMI	23.83	
联系电话			13660 ××××××			
初筛						
		0分	1分	2分	3分	
1. BMI		BMI<19 或 BMI>28□	19≤BMI<21 或 26<BMI≤28□	21≤BMI<23 或 24<BMI≤26□	23≤BMI≤24 ☑	
2. 近3个月的体重变化		减少或增加 >3 kg□	不知道□	1 kg≤减少 ≤3 kg 或 1 kg≤增加 ≤3 kg□	0 kg<减少 <1 kg 或 0 kg<增加 <1 kg ☑	

续表

3. 活动能力	卧床☐	需要依赖工具活动☑	独立户外活动☐	—
4. 牙齿状况	全口/半口缺☐	用义齿☐	正常☑	—
5. 神经精神疾病	严重认知障碍或抑郁☐	轻度认知障碍或抑郁☐	无认知障碍或抑郁☑	—
6. 近3个月饮食量有无变化	严重增加或减少☐	增加或减少☐	无变化☑	—

总分14分，＜12分提示存在营养不良风险，继续以下评估；≥12分提示无营养不良风险，不用进行以下评估

	评估			
	0分	1分	2分	3分
7. 患慢性病数＞3种	是	—	否	—
8. 服用时间在一个月以上的药物种类＞3种	是	—	否	—
9. 是否独居	是	—	否	—
10. 睡眠时间	＜5 h/d	—	≥5 h/d	—
11. 户外独立活动时间	＜1 h/d	—	≥1 h/d	—
12. 文化程度	小学及以下	—	中学及以上	—
13. 自我感觉经济状况	差	一般	良好	—
14. 进食能力	依靠别人	—	自行进食稍有困难	自行进食
15. 每天餐次	1次	—	2次	3次以上
16. 每天摄入奶类；每天摄入豆制品；每天摄入鱼/肉/禽/蛋类食品	0~1项	2项	3项	—
17. 每天烹调油摄入量	＞25 g	—	≤25 g	—
18. 是否每天吃蔬菜水果500 g以上	否	—	是	—
19. 小腿围	＜31 cm	—	≥31 cm	—
20. 腰围 男	＞90 cm	—	≤90 cm	—
女	＞80 cm	—	≤80 cm	—
小腿围		腰围		

续表

年龄超过70岁总分加1分，即年龄调整增加的分值：0分，年龄＜70岁；1分，年龄≥70岁
初筛份数（小计满分14分）：13分（不用评估） 评估分数（小计满分16分）： 量表总分（满分30分）：
评估者：___卢芹___　　　　　　　　日　期：___2019－7－20___

2. 营养咨询评估

结合营养不良风险评估，需要列出老年人营养咨询评估计划单（表9－13），并以此作为后期老年人饮食照护计划制定的标准。

表9－13　老年人营养咨询评估计划单

日　期：__2019__年__7__月__20__日	评估者：__卢芹__	次序：第__1__次
营养相关疾病历史	□糖尿病使用　□口服降血糖药　□胰岛素 □慢性肾病　□血液透析　□腹膜透析 ☑心血管疾病　☑高血压　□胃溃疡 □_____型肝炎　□肝硬化　□其他_____	
饮食状况	牛奶　☑脱脂　□低脂　□全脂　__2__杯/天 主食量（早餐）__1__碗＋（午餐）__1__碗＋（晚餐）__1__碗＋（点心）__1__份 肉鱼豆量（早餐）__1__两＋（午餐）__2__两＋（晚餐）__1.5__两，蛋__1__个/天， 蔬菜__3__份/天，水果__1__份/天， □补充维他命_____　□补充营养品_____	
饮食禁忌/ 过敏食物	☑无　□纯素食　□蛋奶素　□特定日素食　□喝牛奶会腹泻 □吃冰激凌不会腹泻　□有过敏食物_____ □有禁忌食物_____　□宗教信仰　□健康信念	
身体状况	☑无　☑有假牙　□咀嚼吞咽困难　□胀气　□腹泻　□便秘	
体位测量	身高：__156__cm，理想体重__54__kg， 平常体重__58__kg，体重__58__kg 3个月内的体重变化　☑无变化　□增加　□减少	
生化检验	血浆白蛋白、总蛋白、血红蛋白、红细胞都在正常范围	
营养诊断	营养状况良好	

3. 高危跌倒与坠床风险评估

高危跌倒与坠床都是养老机构常发生的照护风险问题，老年人骨质疏松严重，一旦发

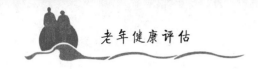

生跌倒或坠床会产生严重的后果，加重老年人身体机能退化，影响自主生活能力。提前对跌倒与坠床风险进行评估，对于存在跌倒或坠床高风险的老年人，在照护计划中写明照护需求与注意事项能够最大限度地避免高危跌倒与坠床事件的发生，具体评估内容见表9-14。

表9-14 高危跌倒和坠床风险评估表

姓名：徐×× 性别：女 年龄：76岁 住院号：0011 床号：1 诊断：脑梗死
入院日期：2019-7-20

摔倒风险评估量化标准		
序号	评估内容	分值
1	跌倒的病史（包括目前、入院期间和过去12个月内）	☑无0分 □有25分
2	有第二个诊断 如各种综合征，眼部疾病（单盲、双眼盲、弱视、白内障、青光眼、眼底病、复视等） 6个月内存在精神异常、复方用药（利尿药、泻药、抗高血压药、镇静药、镇痛药、散瞳药或其他——如果列出多于一种诊断）	□无0分 ☑有15分
3	老年人有：静脉输液/肝素帽/导管/检查器	☑无0分 □有20分
4	使用移动的辅助器材 没有/卧床/护士协助	☑0分
	拐杖/伞/助步器	□15分
	扶家具	□30分
5	步伐：☑正常 □卧床 □轮椅	☑0分
	虚弱□ 不稳□	□10分
	残疾□ 缺陷□	□20分
6	心理、精神状态：☑可以认知自己的活动能力	☑0分
	高估/忘记自己活动的限制性：模糊 定向力障碍 幻觉 躁烦；感觉障碍（如失明、头晕、耳聋）	□15分
总分		15分
是否存在跌倒风险：低		
评估者：李悦		

4. Braden 压疮风险评估

Braden 压疮风险评估量表是用于评价个体发生压疮风险的工具，它能帮助照护者更准确地预测老年人发生压疮的危险度。Braden 压疮风险评估量表是广泛使用且操作简便的压疮风险评估工具之一。其中包括6个危险因素：感知觉、湿度、移动力、活动力、营养状况、摩擦力和剪切力。评分≤9分为极高危，需每天评估；10~12分为高危，需隔日评估；13~14分为中度高危，需每周评估二次；15~18分为低度高危，需每周评估一次。具体内容详见表9-15。

表 9-15 Braden 压疮风险评估量表

姓名：__徐××__ 性别：__女__ 年龄：__76岁__ 住院号：__0011__ 床号：__1__ 诊断：__脑梗死__
入院日期：2019-7-20

日期		2019-7-20		
时间		10:00		
评估项目		骶尾部		
感觉	完全受限1分　非常受限2分 轻度受限3分　未受损害4分	3		
潮湿	持久潮湿1分　非常潮湿2分 偶尔潮湿3分　很少潮湿4分	3		
活动	卧床不起1分　局限于椅2分 偶尔步行3分　经常步行4分	2		
移动	完全不能1分　严重受限2分 轻度受限3分　不受限4分	2		
营养	非常差1分　可能不足2分 适当3分　良好4分	3		
摩擦和剪切力	有问题1分 有潜在问题2分 无明显问题3分	2		
得分		15		
评估者：李悦				

5. 噎食或误吸风险评估

噎食是指食物堵塞咽喉部或卡在食道的狭窄处，甚至误入气道导致窒息甚至死亡。误吸指进食（或非进食）时，有数量不一的食物、口腔内分泌物或胃食管反流物等进入声门以下的气道，可引起呛咳、肺部感染、窒息甚至死亡。因此，如何减少噎食和误吸，保障老年人进食安全是照护服务的重点，具体评估内容见表9-16。

表9-16 噎食误吸风险评估表

姓名：__徐××__ 性别：__女__ 年龄：__76__ 岁 住院号：__0011__ 床号：__1__ 诊断：__脑梗死__
入院日期：__2019-7-20__

评估方法：洼田试验				
老年人端坐，评定人观察其5 s内饮水30 mL所需时间和呛咳情况	级别	评价	评定日期	
			2019-7-20	
能顺利地1次将水咽下	1级（优）	正常		
分2次以上，能不呛咳地咽下	2级（良）	可疑	√	
能1次将水咽下但存在呛咳	3级（中）	异常		
分2次以上咽下，但存在呛咳	4级（可）	异常		
频繁呛咳，不能全部咽下	5级（差）	异常		
评估结果：2级				
评估者：李悦				

洼田吞咽能力评定法：正常1级，5 s之内；可疑1级，5 s以上或2级，异常，3～5级

提出3种能减少误吸的条件，根据老年人需要条件的多少级种类逐步分级，分为1～6级，级别越高吞咽障碍越轻，6级为正常

评定内容	级别	评定日期	
		2019-7-20	
帮助的人、食物种类、进食方法和时间			
任何条件下均有吞咽困难或不能吞咽	1级		
3个条件均具备则误吸减少	2级		
具备2个条件则误吸减少	3级		
如选择适当食物，则基本上无误吸	4级		
如果注意进食方法和时间基本上无误吸	5级	√	
吞咽正常	6级		
评估结果：5级			
评估者：李悦			

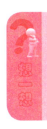

小组成员之间互相进行吞咽或误吸风险评估实践练习？

吞咽或误吸风险评估是否有必要？如果后续发生风险，机构需要承担哪些责任？

6. 汉密尔顿焦虑量表评估

老年焦虑症本身而言是比较容易治疗的心理疾病，但因识别率低，所以不易察觉，往往发展转型为其他严重精神类疾病，导致治疗困难。焦虑评估能够及时发现老年人焦虑状况，对于早发现早治疗很有帮助，同时也是照护计划重要的内容。

汉密尔顿焦虑量表（Hamilton Anxiety Scale，HAMA）是 Hamilton 在 1959 年编制的，是最早精神科临床中常用的量表之一，包括 14 个项目。《CCMD-3 中国精神疾病诊断标准》将其列为焦虑症的重要诊断工具，临床上常将其用于焦虑症的诊断及程度划分的依据。汉密尔顿焦虑量表所有项目采用 0~4 分的 5 级评分法，各级的标准：0 分无症状；1 分轻；2 分中等；3 分重；4 分极重。按照我国量表协作组提供的资料，若总分≥29 分，可能为严重焦虑；≥21 分，肯定存在明显焦虑；≥14 分，肯定存在焦虑；超过 7 分，可能存在焦虑；如小于 7 分，则没有焦虑症状。徐奶奶具体评估内容见表 9-17。

表 9-17 汉密尔顿焦虑量表

症状	分值				
	0	1	2	3	4
焦虑心境：担忧，感到最坏的事情将要发生，容易被激怒					
紧张：紧张感、易疲劳、不能放松，情绪反应，易哭、颤抖、感到不安					
害怕：害怕黑暗、陌生人、一人独处、动物、乘车或旅行及人多的场合					
失眠：难以入睡、易醒、多梦、夜惊、睡醒后感到疲倦					
认知功能或记忆力、注意力存在障碍：注意力不能集中，记忆力差					
抑郁心境：对以往的爱好缺乏兴趣，忧郁，早醒					

续表

症状	分值				
	0	1	2	3	4
躯体性焦虑（肌肉系统症状）：肌肉酸痛、活动不灵活、肌肉经常抽动、肢体抽动、牙齿打颤、声音发抖					
感觉系统症状：视物模糊、发冷发热、软弱无力感、浑身刺痛					
心血管系统症状：心动过速、心悸、胸痛、血管有跳动感、昏倒感、心博脱漏					
呼吸系统症状：时常感到胸闷、窒息感、叹息、呼吸困难					
胃肠消化道症状：吞咽困难、嗳气、食欲缺乏、消化不良（进食后腹痛、胃部烧灼痛、腹胀、恶心、胃部饱胀感）、肠鸣、腹泻、体重减轻、便秘					
生殖、泌尿系统症状：尿意频繁、尿急、停经、性冷淡、过早射精、不能勃起、阳痿					
身体神经系统症状：口干、潮红、苍白、易出汗、易起"鸡皮疙瘩"、紧张性头痛、毛发竖起					
与人谈话时的行为表现	(1) 一般表现：紧张、不能松弛、忐忑不安、咬手指、紧握拳、摸弄手帕、面肌抽动、不停顿足、手发抖、皱眉、表情僵硬、肌张力高、叹息样呼吸、面色苍白				
	(2) 生理表现：吞咽、频繁打呃、安静时心率快、呼吸加快（20次/分以上）、腱反射亢进、震颤、瞳孔放大、眼睑跳动、易出汗、眼球突出				

7. 认知评估

对于认知能力有障碍的老年人来说，记忆力和理解力都会下降；对于照护者来说则照护难度更高，在日常照照顾与康复计划中，都需要以认知评估结果为基础进行特别设计。简易智力状态检查量表是根据张明园修订的简易智力状态检查（Mini-mental State Examination, MMSE）改编而成的，其可以全面、准确、迅速地反映被试智力状态及认知功能缺损程度。该量表包括7个方面：时间定向力，地点定向力，即刻记忆，注意力及计算力，延迟记忆，语言，视空间。该量表共30个题目，每项回答正确得1分，回答错误或答不知道得0分，总分范围为0~30分，详细内容见表9-18。测验成绩与文化水平密切相关，正常界值划分标准：文盲>17分，小学>20分，初中及以上>24分。

表9-18 简易智力状态检查量表

姓名：__徐××__ 性别：__女__ 年龄：__76岁__ 住院号：__0011__ 床号：__1__ 诊断：__脑梗死__
入院日期：__2019-7-20__

时间	2019-7-20				
评估项目	得分				
1. 今年是哪一年	1				
2. 现在是什么季节	1				
3. 现在是几月	1				
4. 今天是星期几	1				
5. 今天是几号	1				
6. 你现在在哪个省（市）	1				
7. 你现在在哪个县（区）	1				
8. 你现在在哪个乡（镇，街道）	1				
9. 你现在在哪层楼上	1				
10. 这里是什么地方	1				
11. 复述：树木	1				
12. 复述：皮球	1				
13. 复述：国旗	1				
14. 计算：100-7	1				
15. 计算：93-7	1				
16. 计算：86-7	1				
17. 计算：79-7	1				
18. 计算：72-7	1				
19. 回忆：树木	1				
20. 回忆：皮球	1				
21. 回忆：国旗	1				
22. 辨认：手表	1				

续表

时间	2019-7-20				
评估项目	得分				
23. 辨认：铅笔	1				
24. 44只石狮子	1				
25. 闭眼睛（按卡片上的指令做出动作）	1				
26. 用右手拿纸	1				
27. 将纸对折	1				
28. 手放在大腿上	1				
29. 说一句完整的句子	1				
30. 照样画图	0				
评估得分：29					
评估意见（认知缺陷）：正常					
评分参考：为27~30分，正常；总分<27分，认知功能障碍；21~26分，轻度；10~20分，中度；0~9分，重度。徐奶奶具有高中文化程度，总分>24分为正常，最终评估结果为29分，所以徐奶奶的认知能力正常。					

（三）个性化照护方案制定

徐奶奶有脑梗死病史，左侧瘫痪，从活动度来说，早期及后续加强规范的康复训练，会提高老年人肌力的进步，降低并发症的风险（肺炎、压疮）；同时，训练肢体活动的协调性，防止跌倒，避免受伤。具体的个性化照护方案见表9-19。

表9-19 个性化照护方案

徐奶奶照护计划表					
房号：__401__ 床号：__1__ 姓名：__徐奶奶__ 年龄：__76__ 性别：__女__ 护理等级：__一级__ 计划制定人：__李悦__ 计划制定时间：__2019__年__7__月__20__日					
评估内容	评估结果	健康问题	护理目标	个性化照护方案	
日常生活活动能力	30分	日常生活能力下降；存在自理缺陷	肢体肌力提高，生活自理能力提高	1. 鼓励、协助老年人手指及上臂活动；主动进餐 2. 定时锻炼盆底肌训练，一天两次，养成二便习惯 3. 协助徐奶奶在床上进行被动和主动运动，进行肢体训练，一天两次，每次20 min，提高肢体肌力 4. 保持患肢的功能位置，正确摆放体位	

续表

评估内容	评估结果	健康问题	护理目标	个性化照护方案
感知觉与沟通	1级	语言沟通障碍：语速减慢，语句不连贯	可进行简单的日常交流	1. 鼓励练习发音，指导老年人用喉部发"啊"音，注意口型和舌位练习发音 2. 进行语言刺激训练，在卡片上写一些老年人熟悉而简单的生活词汇，并要求跟着说，按照字、词、句练习 3. 利用手势法、实物图片法、文字书写法、面部表情的沟通，教会老年人交流
洼田饮水试验	2级	吞咽功能稍弱	吞咽功能正常	1. 进食时应采取坐位或半卧位，床头抬高30°~45°，进食后不宜平卧应保持坐位或半卧位至少30 min，以防止食物反流 2. 老年人进食时要保持环境安静，使其集中注意力，以免发生呛咳 3. 进行吞咽功能训练，喂食要耐心，确认吞咽再喂下一口，训练老年人做伸舌、吹气动作提高吞咽反射的敏感性 4. 进食时要细嚼慢咽，少食多餐，以细、软碎为主，避免食用较硬或黏的食物，如年糕等 5. 必要时，康复师通过刺激老年人吞咽相关肌群，改善吞咽功能
压疮风险评估	15分	存在皮肤破损的风险	皮肤完好	1. 鼓励转动体位，每天下床坐椅子，移动患者时正确使用移动技巧 2. 使用气垫床、翻身床 3. 每天定时检查皮肤情况，特别是受压部位 4. 帮助搞个人卫生、例如在床上沐浴、更换衣物 5. 当皮肤弄脏时要及时清洁 6. 干性皮肤使用皮肤润肤露 7. 在受刺激物浸润区域使用皮肤保护物 8. 摄入合适的热量和蛋白质
跌倒风险评估	15分	存在外伤的风险	无受伤	1. 指导老年人使用呼叫器，保证呼叫器工作良好，并总是放在老年人能拿到的地方 2. 教育老年人/护理员预防跌倒的方法和注意事项，在床头牌上放置防止跌倒风险警告图示 3. 卧床时加床栏，勿让老年人跨越床栏下床，加强巡视 4. 将要用的物品（水杯、便盆、助步器等）放在易取之处 5. 确保室内、卫生间内灯光明亮及地板干燥，在晚上使用昏暗的地灯，保障有安全的环境 6. 坐轮椅时系好安全带，穿脱袜子、鞋、裤应坐着进行

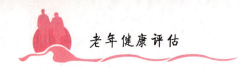

续表

评估内容	评估结果	健康问题	护理目标	个性化照护方案
焦虑量表	8分	可能存在焦虑；言语少，主动性差，失眠，等问题	消除焦虑感，便心情愉快	1. 协助老年人尽快熟悉院内环境，介绍院内工作人员，适应院内的生活，同时照护员给予老年人多点关怀与陪伴，与老年人建立信任关系，多与老年人交流、沟通（≥1次/日，有效沟通，关注老年人心理状态） 2. 鼓励老年人参与社交活动或兴趣小组，拉近与其他住户的关系，每周1～2次 3. 提供疾病的相关信息，使其对于疾病的预后有一个较为乐观、客观的认识，可请康复后的老年人现身说法，以增强老年人战胜疾病的信心

（四）健康教育与促进

（1）徐奶奶容易出现焦虑，特别是行动不便对其影响较大，因此照护过程中应该保持她保持正常心态和有规律的生活，学会自我放松。

（2）做好饮食生活的指导；适当限制脂肪、糖、盐的摄入量，尽量食用植物油，少食用动物油，多吃新鲜蔬菜和水果，少吃刺激性食物，保持大便通畅。

（3）告知徐奶奶康复训练要循序渐进，持之以恒，尽可能做一些力所能及的事，日常生活活动不要依赖他人，要对自己康复有信心。

（4）定期检查血压、血脂、血糖、心脏功能、瘫痪肢体、语言恢复情况，听从医生指导下继续用药和康复训练，特别是服用抗高血压药要定时，不可擅自停药，防止血压升高，加重病情。

（5）做好预防并发症的护理：协助多活动，从床上到床下，日常生活活动尽量自己动手；同时，鼓励老年人深呼吸，适当进行腹式呼吸，以促进心肺功能，还要增加营养，增强抵抗力。

四、定期评估

（一）定期评估的意义

对入住老年人定期进行健康状况评估是动态地收集和分析老年人的健康情况，以便及时发现老年人健康问题在生理、心理、社会和精神等诸方面的反应，确定老年人的照护需求，及时更新照护计划与收费情况。健康评估不仅是照护的首要环节，也是各项照护计划实施的节点，还是实现闭环式照护的重要环节。

> **思　考**
>
> 徐奶奶入住养老机构后，很长一段时间心情低落，加之日常生活活动能力缺失，需要护理人员协助饮食与上厕所，非常不习惯。久而久之，郁郁寡欢，食欲缺乏，每天的饭量只有之前的1/2，在这种情况下，你认为是否应该定期重新评估徐奶奶的身体情况？如果不重新评估，可能会带来哪些风险？

（二）定期评估内容

说明：老年人入住养老机构72 h内进行第一次评估，之后每月再评估一次，3个月后每季度评估一次，当出现问题时，也可以即时评估。具体评估频率与内容可以视具体情况调整（表9–20）。

表9–20　老年人每月健康总结记录表

编号：0011	房号：401	姓名：徐奶奶	性别：女	年龄：76	2019年8月	健康医生：古健
健康问题	1. 焦虑感　2. 活动能力下降　3. 语言交流不流畅　4. 吞咽功能稍弱					
风险因素	存在跌倒和误吸的风险					
健康目标	1. 焦虑感消失　2. 左侧肌力3＋级　3. 简单语言能成句					
干预措施	1. 与老年人建立良好关系，多陪伴他们 2. 继续进行康复运动，配合理疗，必要时需要专业护理人员协助 3. 继续加强吞咽和语言训练					
健康总结	采取了一个月的措施，老年人对脑梗死的知识有所掌握，焦虑感消失，睡眠状况良好，左侧肌力通过康复，肌力为3＋级，可以自主进食，吞咽功能正常，没有意外发生，但语言交流方面的进步不明显					
满意度评价	方案已经落实，老年人较为满意，暂无并发症感染情况出现，但要继续加强肢体康复和语言训练					

1. 小组讨论定期对老年人健康状况进行评估的意义有哪些？
2. 你认为定期评估的内容还应该有哪些？
3. 对于从老年人对入住机构提出申请，到经过初步评估、照护等级评定、个案健康评估、照护风险评估到制定个性化照护方案并给出康复建议的整个机构评估流程，你认为还可以补充哪些内容？

老年健康评估

任务二 社区日间照料中心案例评估

学习园地

王爷爷，80岁，退休工程师；配偶徐奶奶，78岁，退休教师，患有退行性关节炎。两个人结婚52载，相濡以沫、感情俱佳。为了不拖累子女，他们一直在原社区独自居住。老两口育有一子一女，长子是中学教师，次女是医生，均已独自成家，因子女都是单位技术骨干，工作繁忙，每月轮流探视父母1~2次。王爷爷有高血压病史10余年，需常规口服抗高血压药，偶尔需要别人提醒吃药，近期骨质疏松现象明显。目前，王爷爷下肢活动缓慢，有时需要借助手杖行走，生命体征平稳，大部分日常生活均可自理，但做饭、洗澡等需要他人协助。日前，子女担心父母居家自我照护便捷与安全性，特向社区日间照料中心提出了服务申请。

作为社区日间照料中心的工作人员，请你对王爷爷进行综合评估，确定其照护需求并制定照护计划，然后将计划对王爷爷进行解释说明。

一、初步评估

（一）照护等级评定

老年人健康评估的目的是了解分析其身体情况，一方面为制定个性化照护方案提供依据；另一方面在为提供照护服务方规避风险的同时，也为确定收费标准提供参考。社区日间照料中心在参考机构评估内容的基础上，需要对特别提供的服务内容进行详细评估，如王爷爷的照护等级评定表见表9-21。

王爷爷最终被评定为轻度失能，除了洗澡、做饭以外的其他生活可自理，日常生活活动能力为1级，精神状态、感知觉与沟通能力、社会参与均为0级。

表 9-21 照护等级评定表

评估结果	日常生活活动：1 级	精神状态：0 级
	感知觉与沟通能力：0 级	社会参与：0 级
等级变更条款	• 有认知障碍、精神疾病者，在原有能力级别上提高一个等级； • 近 30 天内发生 2 次及以上跌倒、噎食、自杀、走失者，在原有能力级别上提高一个等级； • 处于昏迷状态者，直接评定为重度失能； • 若初步等级确定为"重度失能"，则不考虑上述几种情况对最终等级的影响，等级不再提高	
最终等级	□ 0 能力完好　☑ 1 轻度失能　□ 2 中度失能　□ 3 重度失能	

(二) 个案健康评估

根据照护需求等级评定结果，结合日照中心服务内容，对于王爷爷的个案健康评估内容，在参考机构常规评估内容的基础上，需要进行有重点、有补充的评估。根据具体情况，王爷爷需要的服务内容为餐饮服务（送餐上门或到老年人餐厅就餐）、身体清洁服务、娱乐活动等内容。因此在个案评估中应该侧重于营养不良风险评估、营养咨询评估以及必要的医疗照护需求评估和疾病状况评估。这里补充说明医疗照护需求评估和疾病状况评估等内容，其他必要性评估在这里不做详细说明，直接给出评估结果，详见表 9-22。

表 9-22 照护风险评估结果

编号	评估内容	评估结果
1	营养不良风险	13 分，无营养不良风险
2	营养咨询评估	每日餐量正常，避免摄入海鲜类食物
3	高危跌倒和坠床风险评估	15 分，跌倒风险较低
4	Braden 压疮风险评估	13 分，高危低度
5	噎食和误吸风险评估	5 级，注意进食方法和时间，基本无噎食与误吸
6	汉密尔顿焦虑量表评估	6 分，不存在焦虑情况
7	认知评估	26 分，正常

1. 医疗照护需求评估

医疗服务是日间照护的重要组成部分，日间照护机构与养老机构（尤其是医养结合类型的养老机构）相比，医疗照护资源与照护能力较有限，因此对于医疗行为的评估尤为重要，对于照护人员的配置、照护方案的设计和收费都有直接影响，具体内容详见表 9-23。

表 9-23 医疗照护需求评估

基础护理	包括晨间护理、晚间护理、个人清洁、整理床单位、协助翻身、清理呕吐物、排泄护理、预防压疮等	正常：能独立完成日常基础护理工作 ☑
		轻度依赖：部分基础护理工作需在指导和协助下完成
		中度依赖：需在专业护理人员指导下，由护理员协助完成大部分的护理工作
		重度依赖：需在专业护理人员指导下，由专业护理人员与护理员共同完成基础护理工作
常规治疗护理	包括生命体征监测、吸氧、特殊口腔护理、物理降温、鼻饲、血糖检测、压疮换药、静脉采血、肌肉注射、灌肠、导尿、膀胱冲洗、坐浴、会阴护理、口服给药等	正常：能独立完成日常治疗护理 ☑
		轻度依赖：部分治疗护理工作需在专业护理人员的指导和协助下完成
		中度依赖：需在专业护理人员指导下，由护士协助完成大部分护理工作
		重度依赖：需在专业护理人员指导下，由专业护理人员和护理员共同完成护理工作
康复护理	包括预防继发性残疾和并发症的发生；功能训练的护理；日常生活活动能力的训练；假肢、矫形器、自助器、步行器等的训练	正常：预防护理 ☑
		轻度依赖：有潜在的护理并发症发生是可能，在专业护理人员的指导下能掌握预防措施及相关康复锻炼
		中度依赖：发生护理并发症的风险较高，需在专业护理人员的指导和协助下进行康复锻炼
		重度依赖：发生护理并发症的风险高，需进行专业护理干预和康复训练
特殊治疗/护理	过去 7 天内评估对象所接受的特殊治疗项目或状态，包括在家或在医院门诊接受的治疗	□放射治疗　□化学治疗　□持续吸氧/吸痰 □处于造口适应期　□使用监视仪　□人工呼吸机 □压疮Ⅲ级　□频繁伤口换药（大换药/特大换药） □静脉营养　□气管切开处理　□严重皮肤溃疡
医疗照护分级	0 级	0 级：基础护理正常或轻度依赖，常规治疗护理和康复护理正常
		1 级：基础护理中度依赖，常规治疗护理、康复护理轻度依赖
		2 级：基础护理重度依赖，常规治疗护理、康复护理中度依赖
		3 级：常规治疗护理、康复护理重度依赖
		4 级：需要接受特殊护理治疗

2. 疾病状况评估

日间照护机构需要重点关注老年人健康评估中的疾病状况评估，在日间照护机构可提供照护的范围内确定服务方式，如将老年人送至日间照护机构看护，还是日间照护机构工作人员上门提供照护。如果老年人需要的疾病照护服务已经超出日间照护机构的服务范围，应建议老年人选择入住医疗条件较好的养老机构或到专业医院寻求帮助，见表9-24。

表9-24 疾病状况评估表

一类疾病	心血管疾病	□冠心病　☑高血压　□风湿性心脏病　□心绞痛 □心率失常（一般性）　□心力衰竭 □主动脉瘤/动脉夹层　□动脉粥样硬化 □缺血性心脏病　□其他
	呼吸系统	□慢性阻塞性肺疾病　□肺气肿　□支气管哮喘 □支气管扩张　□慢性支气管炎 □其他：＿＿＿＿＿＿＿＿＿＿
	代谢和内分泌系统	□甲亢/甲减　□糖尿病　□类风湿性关节炎 □营养不良　□高尿酸症和痛风　☑骨质疏松症 □代谢综合征　□高脂血症　□其他：＿＿＿＿＿
	消化系统	□消化性溃疡　□肝硬化　□其他消化系统疾病　□其他
	骨/关节/脊柱	□骨折（上肢、下肢）　□关节炎　□颈椎病　□腰椎病 □其他：＿＿＿＿＿＿＿＿＿＿
	神经系统	□帕金森病　□癫痫　□脑出血/脑梗死 □后续循环缺血　□抑郁症（轻型）
	泌尿生殖系统	□慢性肾功能不全（非尿毒症）　□前列腺疾病 □其他：＿＿＿＿＿＿＿＿＿＿
	血液系统	□贫血　□骨髓异常综合征 □其他：＿＿＿＿＿＿＿＿＿＿
	其他	□肿瘤（早期、中期）
二类疾病		□痴呆　□肿瘤（晚期）　□严重心率失常　□压疮 □慢性心力衰竭 □慢性肾衰竭　□多器官功能衰竭 □蛋白质能量营养不良（重度）　□慢性阻塞性肺疾病 □呼吸衰竭　□脑血管意外合并吞咽障碍　□其他

续表

疾病状况分级	1级	0级：无上述第一、第二类疾病
		1级：患有1~2种第一类疾病
		2级：患有3种及3种以上第一类疾病
		3级：患有第二类疾病

二、个性化照护方案制定

（一）个性化照护方案设计

1. 照护需求评定

结合照护等级评定结果与具体健康评估内容，对王爷爷的照护需求进行梳理总结，报告表的具体内容见表9-25。另外，该评定表也作为重要的存档资料，并根据周期性评估进行更新。

表9-25 王爷爷照顾需求评定报告表

姓名	王爷爷	性别	男	出生日期	1939.7.20
区/街镇	海珠区	身份证号		44010219390720××××	
评估类别	初评	评估时间	2019-10-17	上次评估时间	
主要参数评分	老年人能力	☐0级（能力完好） ☑1级（轻度失能） ☐2级（中度失能） ☐3级（重度失能）			
	医疗照护	☑0级（正常） ☐1级（轻度依赖） ☐2级（中度依赖） ☐3级（重度依赖） ☐4级（完全依赖）			
	疾病状况	☐0级 ☑1级 ☐2级 ☐3级			
社会支持等级	☐1级（低水平） ☑2级（中等水平） ☐3级（高水平）				
老年人照顾需求等级	☐照顾0级 ☑照顾1级 ☐照顾2级 ☐照顾3级 ☐照顾4级 ☐照顾5级 ☐照顾6级				
养老意愿	☑社区居家养老 ☐机构养老				

续表

	服务类型	☑社区居家日照中心　☐社区上门服务　☐机构养老	
养老服务建议	服务内容	☐穿衣 ☐口腔清洁 ☐喂食服务 ☐排泄照料 ☐更换洗涤 ☑定期探访 ☐文化教育 ☐室外休闲 ☐定位搜寻 ☐法律援助 ☑安全保护 ☐沟通 ☐心理疏导 ☐定期翻身、活动肢体管关节 ☐肢体保健、康复活动 ☑预防保健 ☐医疗协助 ☐基础医疗护理 ☑健康管理 ☐感染控制	☐修饰 ☑皮肤清洁 ☐压疮预防 ☐居室清洁 ☑上门维护 ☑膳食服务 ☐娱乐休闲 ☐紧急呼援 ☐转介服务 ☐咨询服务 ☑危机干预 ☐精神支持 ☐心理咨询 ☐健康咨询 ☐上门医疗 ☐治疗护理 ☐健康教育 ☐临终关怀
		其他：	
		备注：评估对象有疑似☐精神病 ☐传染性疾病，应有相应专业机构提供服务	
建议照顾时间		每天 45～110 min	
特殊情况描述			
评估员确认		签名：张林 签名：陈杰	日期：2019 年 10 月 17 日 日期：2019 年 10 月 17 日

备注：1. 评估对象及其法定监护人对评估结论有异议时，可以向申请首次评估的部门提出复核评估申请；
2. 若评估对象身体有特殊情况，如失聪、失明、失能、不能自理、需要辅助器具等可在"特殊情况描述"栏目中说明。

2. 个性化照护方案

根据照护需求评定报告表（表 9-26）为王爷爷安排具体服务内容。

表 9-26　照护需求评定报告表

照护问题	照护需求	照护计划	照护措施
助浴	1. 日常生活活动能力指导与训练	改善能力	1. 肌力、耐力、关节活动度及平衡训练
		提供辅具/改善环境	1. 提供洗浴用相关辅具
			2. 提供助浴服务
			3. 洗浴无障碍环境改善
	2. 日常生活安全常识教育	维护安全	1. 预防跌倒
			2. 预防皮肤受损/维护皮肤健康
助行	1. 日常生活活动能力指导与训练	改善行走能力	1. 提供行走训练
			2. 肌力、耐力、关节活动度及平衡训练
		提供辅具/环境改善	1. 提供步行活动相关辅具
			2. 指导老年人正确使用辅具
			3. 无障碍环境改善
	2. 日常生活安全常识教育	安全维护	1. 预防跌倒
			2. 情境设置（认知环境布置）
	3. 协助行走	人力协助	1. 协助行走
			2. 协助操作助行器
			3. 提醒和监督
视力障碍	1. 维持视力功能	提供辅具	1. 佩戴老花镜
			2. 使用放大镜
			3. 指导老年人正确使用辅具
		环境改善	1. 居家无障碍环境改善（单支扶手或连续型扶手、防滑措施）
			2. 清除障碍物或电线、水渍等
			3. 避免移动床位或房间摆设
			4. 将惯用物品放在固定位置
			5. 将较大或色彩对比明显的标识置于房间门口、过道、厕所
			6. 注意采光照明并提供充足的光线
			7. 保证行走动线安全
	2. 提升视力功能	定向感及生活训练	1. 利用环境线索找出正确方位
			2. 告知老年人安全行走技巧

续表

照护问题	照护需求	照护计划	照护措施
陪伴购物	1. 协助购物	人力协助	1. 需要陪伴购物
		提供辅具/环境改善	1. 提供中长距离行走辅具
			2. 提供视觉辅具
送餐服务	2. 协助备餐	人力协助	1. 协助备餐
			2. 提供送餐服务
处理家务时需要部分帮助	1. 协助处理家务	人力协助	处理家务
	2. 日常生活活动能力指导与训练	指导生活活动能力	1. 陪伴处理家务，提醒注意事项
			2. 简化处理家务的步骤
服用药物	1. 提升服用药物功能	人力协助	协助备药
		提供辅具/环境改善	帮助备药、提醒服药
	2. 日常生活安全常识教育	维护安全	1. 给予用药指导
			2. 观察和记录用药后反应和不良反应
			3. 记录药物不良反应
缺乏安全扶手	维持居住空间无障碍	提供辅具/环境改造	安装走廊扶手
缺乏防滑设备	维持居住空间无障碍	提供辅具/环境改造	增设防滑设施
堆积物品	维持居住空间无障碍	提供辅具/环境改造	清除障碍物
光线不足或昏暗	维持居住空间无障碍	提供辅具/环境改造	加强照明工具
活动范围有跌倒风险	1. 维持居住空间无障碍	提供辅具/环境改造	1. 设置单支扶手或连续型扶手
			2. 增加防滑措施
			3. 提供足够的照明
	2. 日常生活安全常识教育	维护安全	清除障碍物或电线、水渍等
家庭支持性低	维持与亲友的互动	协助联系	1. 给予支持与鼓励
			2. 协助以电话或视频的方式与亲友互动

续表

照护问题	照护需求	照护计划	照护措施
社会性情感支持	提升社会性情感支持	社会参与	1. 评估社会性情感支持需要 2. 陪同外出参与活动
		安排活动	1. 根据老年人的兴趣，提供相关休闲活动 2. 鼓励参加小区活动 3. 鼓励参加志愿服务 4. 鼓励参加志愿者探访等活动 5. 安排进入老年大学学习

　　王爷爷虽然已经80岁高龄，但身体健康，各项机能基本正常，行动方便，生活完全能自理。他长期患高血压，但药物治疗效果明显，血压控制稳定，后续通过加强规范的康复训练，可以达到降低并发症（脑梗死、脑卒中）风险的目的。选择日间照护中心的服务有利于老年人与社会接触，而选择熟悉的家庭环境有利于提高老年人的生活质量。儿女虽然没有跟老年人共同生活，但均在广州，能每月回家探视父母，可以满足亲人之间的情感需求。所以目前社区提供的日间照护服务可以解决老年人生活中的困难，能基本满足老年人的生活需求。

　　1. 在王爷爷的个性化照护方案中，提出照护环境存在跌倒风险，而在照护风险评估中也包含了跌倒与坠床风险评估。你认为这两者之间存在冲突吗？老年人跌倒风险应该如何评估？

　　2. 对于王爷爷家因为房屋老旧装修而存在的各种环境风险，在不改变居家日间照护方式的基础上，请你对此提出环境整改意见。

三、健康教育与促进

（一）危险因素干预目标和建议

危险因素干预目标和建议见表9-27。

（二）骨质疏松预防

骨质疏松预防见表9-28。

表9-27 危险因素干预和建议

姓名：王爷爷		编号：0066
干预措施	目标	建议
高血压管理	收缩压＜140 mmHg，舒张压＜90 mmHg	生活方式干预；规律降压治疗
饮食	健康饮食结构	低盐（每日低于6 g）、低热量、低脂
阿司匹林	每日服用小剂量阿司匹林（100 mg）	阿司匹林过敏、消化性溃疡活动性出血、眼底出血、其他出血性疾病者禁用；有既往脑出血、消化性溃疡等病史者慎用；向老年人说明服用阿司匹林可能会增加出血的风险，但有证据说明收益大于风险
血脂管理	低密度脂蛋白＜3.12 mmol·L^{-1} 高密度脂蛋白＞1.15 mmol·L^{-1} 甘油三酯＜1.7 mmol·L^{-1}	干预生活方式
运动	每天进行30 min以上适当强度体育活动	运动应循序渐进，量力而行；适合老年人的运动有慢走、打太极拳等；适宜的运动强度可用运动时心率评价，健康人运动时的适宜心率可参考下面的公式来推算：运动时的适宜心率＝170－年龄
体重管理	BMI＜28； 男性腰围＜85 cm	干预饮食和运动

表9-28 骨质疏松预防建议

姓名：王爷爷	编号：0066
措施	建议
补充钙质 钙每日推荐摄入量为1 000 mg	低脂饮食，多吃奶制品、鱼肉和新鲜蔬菜，必要时补充钙剂（钙片等）
维生素D每日推荐摄入量为400~800单位	可适当晒太阳
锻炼 推荐每日锻炼30 min	慢走、打太极拳等
安全的家庭环境 防止摔倒	有扶手，浴室中有防滑措施，卧室中有夜灯等使用拐杖、助步器等

（三）健康教育

（1）做好饮食生活方面的指导；适当限制脂肪、糖、盐的摄入，低盐（每日＜6 g），尽量食用植物油，少食用动物油，多吃新鲜蔬菜和水果，少吃刺激性食物。

（2）每日适当运动，建议选择有氧运动，强调中小强度运动方式，不但有利于血压下降，而且可提高心肺功能。

（3）按时服药，定期检查血压、血脂、血糖、心脏功能情况，在医生指导下继续服药控制血压，特别是服用抗高血压药要定时，不可擅自停药，防止血压升高，加重病情。

（4）保持轻松愉快的情绪，避免过度紧张，忌情绪激动，防止脑出血发生。

（5）保持大便通畅，避免用力，防止脑出血、心绞痛的发生。

（6）保证充足的睡眠，避免血管紧张、血压升高。

（7）对老年人进行防跌倒措施、意外伤害和自救等健康指导。为老年人提供安全的居住环境，日常生活用品应放于手可及处，帮助老年人合理使用辅助器具，单独外出时要有人陪同。

四、定期评估

从老年人开始居家养老服务72 h内进行第一次评估，之后连续三个月每月进行一次评估，三个月之后每季度评估一次（时间间隔可以根据需求调整），有特殊情况或健康出现问题即时评估，见表9-29。

表9-29　老年人定期评估表

姓名：王×× 性别：男 年龄：80岁 评估日期：2020-1-18	
评估项目	评估内容
生理	□1. 失眠　□2. 缺乏食欲　□3. 身体疼痛　□4. 思维混乱现象加重　□5. 四肢无力 □6. 失禁　□7. 体力下降　□8. 消化不良　□9. 慢性疾病变化　□10. 暴饮暴食 □11. 肢体功能发生异常变化　□12. 常出现胃痛、腹泻　□13. 体重明显改变 ☑14. 以上皆无　15. 其他
心理	□1. 害怕　□2. 孤独　□3. 容易紧张　□4. 缺乏安全感　□5. 焦虑 □6. 思念家人　□7. 忧郁　□8. 冷漠孤僻　□9. 自信心降低 □10. 经常出现愤怒情绪　□11. 坐立不安　□12. 主动互动情况下降 □13. 不愿参加活动　☑14. 以上皆无　15. 其他
人机互动	□1. 与其他人冲突　□2. 偶尔参加组织的活动　□3. 不愿参加活动 □4. 与他人有疏离感　□5. 稳定参加组织的活动　☑6. 以上皆无　□7. 其他
行为	□1. 哭闹　□2. 异常游走　□3. 神情呆滞　□4. 攻击他人　□5. 拒绝被服务 □6. 绝食　□7. 沉默不语　□8. 自我伤害　□9. 异常依赖　☑10. 以上皆无 □11. 其他
家庭	☑1. 家属经常回家到探望　☑2. 家属与老年人有良好的互动 □3. 家属与老年人互动冷漠　□4. 家属很少探望，但通过电话等联系 □5. 家属与老年人关系敌对冲突　□6. 家属很少探望，且不通过电话等联系 □7. 老年人家庭困难　□8. 以上皆无　□9. 其他

续表

评估项目	评估内容
经济来源	☑1. 本人　☑2. 子女　☐3. 社会福利资源（说明：　　　） ☐4. 教会或基金会辅助　☐5. 信托（说明：　　　） ☑6. 生活费用按期缴纳　☐7. 生活费用延缓缴纳　☐8. 其他
环境及安全	☐1. 房间脏乱　☐2. 房间有异味　☐3. 活动环境有危险摆设 ☑4. 以上皆无　☐5. 其他
阻助力分析	暂无阻力
危机分层	☐1. 高危人员　☐2. 中危人员　☑3. 低危人员
执行计划	☐1. 安排个性化活动　　　　　☐2. 联系辅疗性团体 ☑3. 鼓励参加文娱活动　　　　☑4. 协助促进人际关系 ☐5. 安排家属会谈　　　　　　☐6. 联系开展关怀服务 ☐7. 鼓励家属增加探视频次数　☐8. 召开跨专业会谈 ☐9. 尊重老年人保持自由空间　☑10. 真诚倾听及陪伴 ☐11. 定期关怀访视问候　　　　☐12. 协助抒发情绪 ☐13. 协助楼层住民主会议　　　☐14. 转接外部机构 ☑15. 尊重老年人隐私　　　　　☐16. 约见营养师 ☐17. 协助申请辅具　　　　　　☐18. 协助申请残障手册 ☐19. 约见照护员　　　　　　　☐20. 协助申请相关补助 ☐21. 约见护理师　　　　　　　☐22. 约见物理治疗师 ☐23. 其他：　　　　　　　　　☐24. 补充说明（　　　）
评估日期	2020 年 1 月 18 日

上次工作目标	执行情况	执行成效
多参与聊天	方案落实，老年人话多了，互动多	☑已完成 ☐部分完成 ☐未完成 ☐无法执行（说明：　　　）

危机分层说明。

1. 高危人员：经评估有迫切性问题。

（1）生命安全：对自身或他人有伤害行为，如自杀、自残、攻击等；身体功能急剧恶化，如急性疾病、拒绝就医等。

（2）重大压力事件及危机事件，如重要人员死亡、重大天灾等。

（3）其他经社工评估有迫切性问题需介入处理。

2. 中危人员：经评估无迫切问题，但社工应有计划地介入，如家庭问题、经济问题、照顾问题等。

3. 低危人员：经评估状态稳定，仅需持续追踪者

续表

评估项目	评估内容
评估表说明：在老年人入住 72 h 内进行第一次评估；之后连续 3 个月每月评估一次；3 个月后之后每季度评估一次，有问题即时评估	

评估者：<u>简灵</u>

日照中心的照护人员应该根据定期评估结果更新照护计划，对于已经得到改善的健康问题在照护计划中降低分配比例，对新出现的问题进行及时记录。

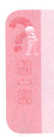

与养老机构对老年人进行的健康评估相比，你认为日照中心评估内容有哪些不同？

基于王爷爷的健康评估结果，你认为应在个性化照护计划中侧重评估哪些照护内容？

任务三 居家上门照护案例评估

学习园地

陈爷爷，83 岁，大学毕业后留校任教，一直从事学生政治教育方面的工作，退休前负责学校的后勤总务工作。他的身体状况一直不错，但最近频繁出现听不清别人说话的情况，睡眠时间较短，精神也越来越不好。陈爷爷前往医院检查，认知测试刚过及格线，由于每天沟通机会较少，听力不佳，缺乏交流，越来越沉默寡言。由于儿女工作繁忙，老伴一直在照顾陈爷爷。老伴健谈、活跃，有 40 多年的颈椎病史和 10 多年的高血压史，双手有类风湿造成的变形，但不影响日常生活。另外，陈爷爷还患有关节炎，长时间步行时关节会疼痛。

(1) 请你对陈爷爷进行评估，确定他的身体情况，然后根据评估结果制定个性化照护方案与康复计划。

(2) 居家照护人员在对老年人进行身体状况评估时，评估标准该如何确定？评估过程应如何实施？注意事项有哪些？

一、居家照护初步评估

（一）老年人基本信息收集

老年人基本信息收集见表 9-30。

表 9-30 老年人基本信息收集表

客户基本情况	姓名：陈×× 评估日期：2019 年 6 月 6 日 评估类型：☑初步评估 □复评 年龄：83 岁 社会身份：退休教师 保险：商业保险和医疗保险 慢性疾病：右耳听力受损、认知能力下降	
近30天意外事件	跌倒	☑无 □发生过 1 次 □发生过 2 次 □发生过 3 次及以上
	走失	☑无 □发生过 1 次 □发生过 2 次 □发生过 3 次及以上
	噎食	☑无 □发生过 1 次 □发生过 2 次 □发生过 3 次及以上
	自杀	☑无 □发生过 1 次 □发生过 2 次 □发生过 3 次及以上
	其他	近期检查发现认知能力降低，有潜在的阿尔茨海默病风险
家庭信息采集	家庭成员	儿子（费用支付）：46 岁，国企中层，年收入 30 万元 ~ 40 万元
		儿媳：40 岁，企业财务人员，年收入 20 万元
		女儿：43 岁，企业高管，年收入 60 万 ~ 80 万元
		老伴：80 岁，退休教师，有商业保险和医疗保险；患有风湿病、胃病
意向服务内容	饮食照护	两位老年人年龄偏高，居家照护需提供做饭、协助饮食等内容
	卫生清洁	内容包含居家卫生的打扫、老年人衣物的清洗等
	陪同服务	两位老年人习惯外出进行公园活动或逛超市，需要居家照护人员全程陪同
	协助康复	老年人听力损伤，认知能力下降，后期需要照护人员自己进行康复活动
初步评估注意事项说明		
1. 该老年人家庭支付能力较强，老年人自身购买服务意愿强烈。 2. 该家庭中有两位高龄老年人，应在照护计划中兼顾。 3. 老年人认知能力下降，听力受损，进行后续照护服务时应注意沟通。		

（二）照护等级评定与个案健康评估

1. 照护等级评定结果

照护等级评定结果见表 9-31。

表9-31 照护等级评定结果

评估内容	得分	评估级别
日常生活活动	85	轻度受损
精神状况	3	中度受损
感知觉与沟通	6	中度受损
社会参与	6	轻度受损

评估结果：经过评估，该住户的能力等级为__二__级，收费标准为__400__元/天

评估人（签字）：__张三__　乙方/送养人（签字）：_____

日期：__2019__年__6__月__8__日

2. 个案健康评估

基于照护等级评定结果，进一步完成对于陈爷爷的风险评估，具体结果见表9-32。

表9-32 风险评估结果

编号	评估内容	评估结果
1	营养不良风险	13分，无营养不良风险
2	营养咨询评估	有义齿，忌吃辛辣食品
3	高危跌倒/坠床风险评估	15分，跌倒风险较低
4	Braden压疮风险评估	15分，高危低度
5	误吸与噎食风险评估	5级，注意进食方法和时间，基本没有误吸与噎食情况
6	汉密尔顿焦虑量表评估	10分，可能存在焦虑
7	认知评估	20分，中度受损

除了常规照护风险评估内容外，居家上门服务还应该着重对老年人进行医疗照护需求评估。医疗照护服务是居家上门照护的重要组成部分，老年人对于居家照护人员的专业要求更高，照护工作的难度也随之增加，因此医疗照护需求的评估尤为重要，直接影响人员配置、照护方案设计和收费标准。居家上门医疗服务评估内容分为药物、静脉滴注、中心静脉导管等9种常见的医疗照护行为。其中药物、静脉滴注属于普通医疗照护，导尿管是中度医疗照护、其他情况均属于重度医疗照护。陈爷爷的医疗照护评估结果见表9-33。

表9-33 医疗照护需求评估结果

编号	评估内容	具体情况
1	药物	☑有　□没有
2	静脉滴注	☑有　□没有

续表

编号	评估内容	具体情况
3	中心静脉导管	□有 ☑没有
4	透析	□有 ☑没有
5	人工肛门、膀胱	□有 ☑没有
6	吸氧机	□有 ☑没有
7	人工呼吸机	□有 ☑没有
8	器官切开	□有 ☑没有
9	导尿管	□有 ☑没有

二、个性化照护方案

(一) 照护内容与注意事项

参考个人基本情况、照护等级评定结果、风险评估、医疗照护需求评估等内容，制定陈爷爷的居家上门服务计划，包括服务时间、服务频率、服务项目等内容，具体见表9-34。

表9-34 居家上门照护计划

姓名：__陈爷爷__ 年龄：__83__ 性别：__男__
照护等级：__二级__ 制定计划人：__张三__ 制定计划时间：__2019__ 年 __6__ 月 __10__ 日

每周服务日期和地区	星期	时间段	地区
	一、三、五	9：00—18：00	深圳市福田区

服务项目	具体内容	注意事项
饮食照护	☑制定餐饮计划 ☑买菜 ☑制作午饭 ☑制作晚饭 ☑喂饭 □清洗餐具 ☑清理厨房垃圾	安排餐饮时注意两位老年人的身体特点 陈爷爷听力受损，可适量补充维生素A、维生素D及维生素E，尽量避免使用耳毒性药物，如庆大霉素、链霉素、卡那霉素、新霉素等
卫生清洁	□晾被子 ☑吸尘器清扫 ☑抹布清扫 ☑清扫卫生间 ☑清扫卧室 ☑整理橱柜 ☑洗衣服 ☑晾衣服 ☑叠衣服 □更换被褥	陈爷爷衣物摆放有自己的习惯，针对目前陈爷爷认知能力退化的问题，可以请他一起参与衣物整理事务

续表

每周服务日期和地区	星期	时间段	地区
	一、三、五	9：00—18：00	深圳市福田区
服务项目	具体内容		注意事项
陪同服务	☑陪同就医　☑陪同购物 ☑陪同聊天　☑陪同散步		陪同聊天时应避开政治问题，陈爷爷作为党员，对这种话题比较敏感 陪同外出时，应格外关注老年人的行为，避免其走失
医疗照护	☑分装药物　☑提醒吃药 ☑陪护输液		陈爷爷目前服用两种药物，分别是认知方面与听力修护方面的药物，两种药物服用时间与服用剂量各不相同，应提前分装并及时提醒服药
协助康复	☑听力练习　☑认知练习　☑日常运动		需提前准备认知练习和听力练习辅具 助听器的使用与保养方法

（二）居家照护记录

居家照护工作人员应该每日记录好照护服务内容完成情况、老年人的身体变化情况，既能够帮助老年人本人随时了解自己的身体情况，也有利于家属随时知晓居家照护工作人员的工作情况，了解老年人身体变化情况，避免双方因沟通不及时而出现矛盾。最重要的是长时间的照护记录，能够在老年人产生突发事件时为医护人员提供重要参考。一周照护记录见表9-35，具体内容可根据具体情况自行设计。

表9-35　一周照护记录（3天）

| 姓名： | 陈爷爷 | 年龄： | 83 | 性别： | 男 | 居家照护等级： | 二级 | 记录人： | 张三 |

日期	卫生清洁				饮食照护				陪同照护				医疗照护			协助康复		
	地面	衣物	家具	厨房	早上	中午	晚上	饮水量	购物	散步	聊天	就医	用药		输液	听力训练	认知训练	日常运动
													中午	晚上				
6月10日	完成	完成	完成	完成	—	正常	正常	2 000 mL	完成	完成	完成	—	完成	完成	—	—	完成	完成

当日照护总结及未完成事项说明：
1. 陈爷爷今日饮食情况正常，早餐不在服务内容内，故没有标注，总饮水量2 000 mL。
2. 今日未外出就医，故没有提供陪同就医服务。
3. 协助康复服务中，已按照计划完成认知辅助训练及日常运动，由于陈爷爷出现了情绪问题，因此未能提供听力训练服务，已向家属说明

续表

日期	卫生清洁				饮食照护				陪同照护				医疗照护				协助康复		
	地面	衣物	家具	厨房	早上	中午	晚上	饮水量	购物	散步	聊天	就医	用药		输液		听力训练	认知训练	日常运动
													中午	晚上					
6月12日																			

当日照护总结及未完成事项说明：

日期	卫生清洁				饮食照护				陪同照护				医疗照护				协助康复		
	地面	衣物	家具	厨房	早上	中午	晚上	饮水量	购物	散步	聊天	就医	用药		输液		听力训练	认知训练	日常运动
													中午	晚上					
6月14日																			

当日照护总结及未完成事项说明：

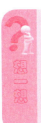

1. 从提供居家照护服务方面分析，你认为老年人健康评估应该着重评估哪些内容？

2. 在安排居家照护之前，对于老年人照护风险的评估是否应该全面结合居家环境？

学中做

王奶奶，77岁，退休前曾是处级干部，与老伴（现已离世）育有一子，患高血压10余年，3年前曾发生腔隙性脑梗死，住院治疗后病情平稳，无明显肢体功能障碍。出院后，医生要求王奶奶按常规服用降压药及抗凝血药，但她经常忘记服药，导致血压忽高忽低。王奶奶1年前因外伤发生腰椎压缩性骨折，治疗半年后能借助手杖行走。最近，王奶奶腰背疼痛，久坐时症状明显，为此，她情绪紧张，进食减少。去医院检查发现，除骨密度降低提示腰椎骨质疏松以外，无其他明显器质性病变。

王奶奶儿子是某知名国企高管，收入颇丰，聘请了一名保姆照顾母亲的日常生活。王奶奶和保姆经常发生冲突，相处得十分不愉快。

王奶奶生活在某西部省会城市，居住的小区内有一家日间照料中心及一家公立的医养结合型老年公寓，收费比较低。而在离家约5 km处有一家私立的环境设施好、医养结合的养老院，但收费较高。

作为一名评估员，你认为王奶奶应入住哪种类型的机构？请对王奶奶进行评估，确定照护等级及其目前所存在的主要照护问题并为其制定较详细解决方案，再向其解释选择机构类型的原因。

参 考 文 献

[1] 中华人民共和国民政部. 中华人民共和国民政行业标准：老年人能力评估（MZ/T 039－2013）[S]. 北京：中国标准出版社，2013.

[2] 陈峥，王玉波. 老年中期照护 [M]. 北京：中国协和医科大学出版社，2015.

[3] 宋岳涛. 老年综合评估 [M]. 北京：中国协和医科大学出版社，2012.

[4] 石汉平，李薇，齐玉梅. 营养筛查与评估 [M]. 北京：人民卫生出版社，2014.

[5] 顾东辉. 社会工作评估 [M]. 北京：高等教育出版社，2009.

[6] 田兰宁. 老年人能力评估基础操作指南 [M]. 北京：中国社会出版社，2016.

[7] 化前珍，胡秀英. 老年护理学 [M]. 4版. 北京：人民卫生出版社，2017.

[8] 吕探云. 健康评估 [M]. 2版. 北京：人民卫生出版社，2011.

[9] 王玉龙，张秀花. 康复评定技术 [M]. 2版. 北京：人民卫生出版社，2014.

[10] [美] 拉尔夫·多戈夫，弗兰克·M·洛温伯格，唐纳·哈林顿. 社会工作伦理：实务工作指南 [M]. 7版. 隋玉杰，译. 北京：中国人民大学出版社，2005.

[11] 杜景珍. 个案社会工作：理论·实务 [M]. 北京：知识产权出版社，2007.

[12] 隋玉杰. 个案工作 [M]. 北京：中国人民大学出版社，2007.

[13] 郑轶. 个案工作实务 [M]. 北京：中国轻工业出版社，2014.

[14] 梅陈玉婵，齐铱，徐永德. 老年社会工作 [M]. 上海：格致出版社，2011.

[15] [美] 戴维·罗伊斯，布鲁斯·A·赛义，德博拉·K·帕吉特，等. 公共项目评估导论 [M]. 3版. 王军霞，徐晓芳，译. 北京：中国人民大学出版社，2007.

[16] 范明林. 老年社会工作案例评析 [M]. 上海：华东理工大学出版社，2010.

[17] [美] 凯瑟琳·麦金尼斯－迪特里克. 老年社会工作：生理、心理及社会方面的评估和干预 [M]. 2版. 隋玉杰，译. 北京：中国人民大学出版社，2008.

[18] 李奎成，闫彦宁. 作业治疗 [M]. 北京：电子工业出版社，2019.

[19] 中华人民共和国国家市场监督管理总局，中国国家标准化管理委员会. 功能障碍者生活自理能力评定方法（GB/T 37103－2018）[S]. 北京：中国标准出版社，2018.

[20] 孙建萍. 老年护理学 [M]. 3版. 北京：人民卫生出版社，2014.

[21] 吴仕英，肖洪松. 老年综合健康评估 [M]. 成都：四川大学出版社，2015.

[22] [美] 美国老年医学会. 现代老年医学概要 [M]. 6版. 田新平，谢海雁，沈悌，译. 北京：中国协和医科大学出版社，2012.

［23］李小鹰. 中华老年医学［M］. 北京：人民卫生出版社，2016.

［24］［美］哈特. 哈兹德老年医学［M］. 6版. 李小鹰，王建业，译. 北京：人民军医出版社，2015.

［25］胡亦新，余小平. 中国老年医疗照护：技能篇（常见疾病和老年综合征）［M］. 北京：人民卫生出版社，2017.

［26］张彩虹. 健康评估［M］. 3版. 北京：人民卫生出版社，2018.

［27］郭宏. 老年护理学［M］. 北京：中国医药科技出版社，2018.

［28］尹志勤，张清格. 健康评估［M］. 2版. 北京：清华大学出版社，2014.

［29］孙红，尚少梅. 老年长期照护规范与指导［M］. 北京：人民卫生出版社，2018.

［30］王泠，胡爱玲. 伤口造口失禁专科护理［M］. 北京：人民卫生出版社，2018.

［31］郑彩娥，李秀云. 实用康复护理学［M］. 2版. 北京：人民卫生出版社，2018.

［32］蒋琪霞. 压疮护理学［M］. 北京：人民卫生出版社，2015.

［33］中华人民共和国卫生部. 老年人跌倒干预技术指南［M］. 北京：人民卫生出版社，2011.

［34］北京市质量技术监督局. 养老机构老年人健康评估规范（DB11/T 305—2014）［S］. 北京：北京市民政局，2014.

［35］广州市市场监督管理局. 老年人照顾需求等级评定规范（DB44/T 2231—2020）［S］. 广州：广州市民政局，2020.

［36］哈尔滨市市场监督管理局. 养老机构老年人健康评估服务规范（DB 2301/T 0045—2018）［S］. 哈尔滨：哈尔滨市民政局，2018.

［37］上海市民政局. 老年照护等级评估要求（DB 31/T 684—2013）［S］. 北京：中国标准出版社，2013.

［38］中国老年医学学会. 老年友善服务规范（T/CGSS 003—2018）［S/OL］. https://www.doc88.com/ p-3758461406676.html.

［39］中华人民共和国住房和城乡建设部. 老年人照料设施建筑设计标准（JGJ 450—2018）［S］. 北京：中国建筑工业出版社，2018.

［40］中华人民共和国住房和城乡建设部. 无障碍设计规范（GB 50763—2012）［S］. 北京：中国建筑工业出版社，2012.

［41］陈旭娇，严静，王建业，等. 老年综合评估技术应用中国专家共识［J］. 中华老年医学杂志，2017，36（5）：471-477.

［42］杨颖，周江华，李星，等. 老年综合评估软件在社区老年人多维评估中的实用性［J］. 中国老年学杂志，2017，37（22）：5693-5695.

[43] 谢世麒,周建荣. 老年健康综合评估量表的研制[J]. 护理学杂志, 2016 (13): 28-31.

[44] 杨琛,王秀华,谷灿,等. 老年人健康综合评估量表研究现状及进展[J]. 中国全科医学. 2016, 19 (9): 991-996.

[45] 茅范贞,陈俊泽,苏彩秀,等. 老年健康功能多维评定量表的研制[J]. 中国卫生统计, 2015, 32 (3): 379-382.

[46] 郭启云,郭沐洁,张林,等. 居家跌倒风险筛查量表在中国社区老年人中的应用[J]. 中华护理杂志, 2015, 50 (9): 1128-1132.

[47] 仲亚琴,高月霞,王健. 不同社会经济地位老年人的健康公平研究[J]. 中国卫生经济, 2013, 32 (12): 21-23.

[48] 朱凯怡,陶红. 国内外老年综合健康评估工具及应用[J]. 中国全科医学, 2018, 21 (22): 2760-2767.

[49] 中国老年保健医学研究会老龄健康服务与标准化分会,《中国老年保健医学》杂志编辑委员会. 居家(养护)老年人身体健康评估服务标准(草案)[J]. 中国老年保健医学, 2018, 16 (3): 25-27.

[50] 宋岳涛,陈峥,杨颖娜. 老年健康评估与老年健康保险[J]. 预防医学, 2008, 46 (31): 130-131.

[51] 高春兰,果硕. 老年长期护理保险给付对象的等级评定体系研究[J]. 社会建设, 2016, 3 (4): 25-33.

[52] 国家卫生健康委员会. 关于开展老年护理需求评估和规范服务工作的通知: 国卫医发[2019]48号[Z/OL]. http://www.yanglaocn.com/shtml/20190828/1566962796120586.html.

[53] 任延平,张玮,黄若文. 老年整体性评估的伦理问题思考[J]. 中国医学伦理学杂志, 2011 (3): 334-336.

[54] Pfeffer R I, Kurosaki T T, Harrah C H, et al. Measurementof functional activities in older adults in the community [J]. J Gerontol, 1982, 37 (3): 323-329.

[55] Lawton M P, Brody E M. Assessment of older people: Self-maintaining and instrumental activities of daily living [J]. Gerontologist, 1969, 9 (3): 179-186.

[56] 龙芋君,张先庚,彭德忠,等. 社区老年人躯体功能评价[J]. 中国老年学杂志, 2018, 38 (13): 3306-3309.

[57] 李晓宇,喻晓兵,邱蕾. 中国老年人视力评估技术应用共识(草案)[J]. 中国老年保健医学, 2019, 17 (4): 26-27.

[58] 刘杰为, 何明光. 视功能生存质量评价量表 [J]. 中国临床康复, 2002 (19): 2835-2837.

[59] 王利一, 黄魏宁, 邱蕾. 中国老年人听力健康评估技术应用共识（草案）[J]. 中国老年保健医学, 2019, 17 (4): 37-39.

[60] 刁桐湘, 韩秋宏, 山海军, 等. 老年性听力损失与认知障碍的相关研究 [J]. 中华耳鼻咽喉头颈外科杂志, 2019, 54 (2): 110-115.

[61] 郝燕萍, 王静, 王娟, 等. 广州某养老院老年人认知状况及其相关因素研究 [J]. 护理研究, 2019, 33 (19): 3399-3402.

[62] 丁燕莉, 陈剑华. 科学认识和面对老年人谵妄 [J]. 中国临床保健杂志, 2019, 22 (6): 737-741.

[63] 高晓宁, 陈珊珊, 王云云, 等. 虐待老年人评估量表研究进展 [J]. 中国老年学杂志, 2017, 37 (23): 5998-6000.

[64] 国家老年医学中心, 国家卫生健康委, 北京老年医学研究所, 等. 老年健康生活环境的宜居（适老）性评估标准（草案）[J]. 中国老年保健医学杂志, 2018, 16 (5): 12-17.

[65] 罗椅民, 师昉, 纪树荣. 老年辅助器具与辅助技术在养老康复中的应用进展 [J]. 中国康复医学杂志, 2016, 31 (7): 813-816.

[66] 翁艳君, 赵豫梅, 刘伟军, 等. 中文版8条目Morisky服药依从性量表在2型糖尿病患者中的信效度评价及应用研究 [J]. 中华临床医师杂志（电子版）, 2018, 12 (8): 445-450.

[67] 张晓筱. 居家养老无障碍环境评估与评估工具的研究 [J]. 社会工作与管理, 2017, 17 (6): 27-32.

[68] 柯淑芬, 李红. 老年痴呆照护机构生活环境评估量表的研究进展 [J]. 中华护理杂志, 2014, 49 (2): 211-215.

[69] 丁里, 王拥军, 王少石, 等. 卒中患者吞咽障碍和营养管理的中国专家共识 (2013版) [J]. 中国卒中杂志, 2013 (12): 973-983.

[70] 王薇, 许乐, 邱蕾. 中国老年人便秘评估技术应用共识（草案）[J]. 中国老年保健医学, 2019, 17 (4): 46-47.

[71] 周思远, 刘婷, 覃海知, 等. 临床常用便秘诊断和疗效评价量表的特征 [J]. 世界华人消化杂志, 2013, 21 (25): 2611-2616.

[72] 郑恢超, 田跃, 王李, 等. 对ASCRS 2016版《便秘评估与管理临床实践指南》的理解与思考 [J]. 中国实用外科杂志, 2018, 38 (8): 898-901.

[73] 邓欣,吕娟,陈佳丽,等.2016年最新压疮指南解读[J].华西医学,2016,31(9):1496-1498.

[74] 中国老年保健医学研究会老龄健康服务与标准化分会,《中国老年保健医学》杂志编辑委员会.中国老年人跌倒风险评估专家共识(草案)[J].中国老年保健医学,2019,17(4):47-48,50.